L'HYPNOTISME EXPLIQUÉ

DANS SA NATURE

ET

DANS SES ACTES

MES ENTRETIENS

AVEC

S. M. L'EMPEREUR DON PEDRO

SUR LE

DARWINISME

PAR

LE DR CONSTANTIN JAMES

Ancien Collaborateur de Magendie

Chevalier de la Légion d'honneur, Commandeur de l'Ordre pontifical de Saint-Sylvestre
Chevalier des Ordres de Léopold de Belgique
de Charles III d'Espagne, du Christ de Portugal, de François-Joseph d'Autriche
de Frédéric du Wurtemberg, d'Adolphe de Nassau, de Saint-Michel de Bavière
d'Ernest de Saxe, de François Ier des Deux-Siciles, des SS. Maurice
et Lazare de Sardaigne
Membre de plusieurs Académies françaises et étrangères, etc.

PARIS

LIBRAIRIE DE LA SOCIÉTÉ BIBLIOGRAPHIQUE

75, rue des Saints-Pères, 76

1888

Monsieur l'abbé Le Rebours, curé de la Madeleine

Hommage affectueux -

Constantin James

HYPNOTISME ET DARWINISME

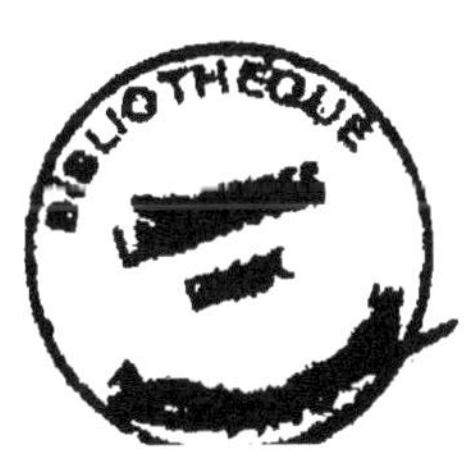

OUVRAGES DU MÊME AUTEUR

Leçons sur les Phénomènes physiques de la vie et sur les Fonctions et les Maladies du Système nerveux, professées par Magendie au Collège de France, rédigées et publiées par Constantin James, son élève. 5 volumes.

Observation de guérison d'une Paralysie de la sensibilité d'un côté de la face, avec perte de la vue, du goût, de l'ouïe et de l'odorat, présentée à l'Académie de Médecine.

Mémoire sur les Névralgies et leur traitement par l'électricité galvanique, d'après la méthode de Magendie.

Observation de guérison d'une Paralysie de la totalité du mouvement de la face (en collaboration avec Magendie).

Mémoire sur l'emploi de l'Électricité galvanique dans le traitement de la Paralysie des membres inférieurs (en collaboration avec Magendie).

Guide pratique aux Eaux minérales, aux Bains de mer et aux Stations hivernales, contenant : La description détaillée des Établissements thermaux, des Plages balnéaires et des Stations hivernales, tant de la France que de l'Étranger, — Des Études sur l'Hydrothérapie ancienne et moderne, — et un Traité thérapeutique.
1 vol. cartonné. 12e édition. Bloud et Barral, éditeurs.

Toilette d'une Romaine au temps d'Auguste et Conseils à une Parisienne sur les Cosmétiques. — Ce livre, dont la lecture a l'attrait d'un roman, comprend la description très exacte de tout ce que faisait une élégante de Rome dans un but de coquetterie, et de tout ce que doit faire une Parisienne dans un but d'hygiène. C'est le vrai *Guide de la toilette d'une femme.*
1 volume broché. 3e édition. Garnier frères, éditeurs.

Médecine pratique des familles, comprenant : Premiers soins à donner avant l'arrivée du Médecin, — Conseils à une jeune Mère, — Un nouveau traitement de l'Acné, de la Couperose et du Pityriasis, — Cure radicale du Cancer, d'après la méthode du Dr Manec, — Guide pharmaceutique et Manuel de la Garde-malade.
1 volume broché. 3e édition. Bloud et Barral, éditeurs.

Moïse et Darwin, ou l'Homme de la Genèse comparé à l'Homme-Singe. — C'est une justification complète des récits de la Genèse. C'est de plus une réfutation scientifique et humoristique des théories de Darwin sur les prétendues Transformations de l'Homme en Singe. C'est enfin le meilleur Manuel d'enseignement spiritualiste.
1 volume broché. Bloud et Barral, éditeurs.

La Rage. Avantages de son traitement par la méthode Pasteur. — C'est l'exposé complet, sur documents officiels, de la Méthode antirabique de M. Pasteur.
1 volume broché. 2e édition. A. Lahure, éditeur.

M. Pasteur. Sa nouvelle Méthode dite Méthode intensive peut-elle communiquer la Rage ? Réponse à cette question.
1 vol. broché. A. Lahure, éditeur.

16175. — Imprimerie A. Lahure, 9, rue de Fleurus, Paris.

L'HYPNOTISME EXPLIQUÉ

DANS SA NATURE

ET

DANS SES ACTES

MES ENTRETIENS

AVEC

S. M. L'EMPEREUR DON PÉDRO

SUR LE

DARWINISME

PAR

LE DR CONSTANTIN JAMES

Ancien Collaborateur de Magendie

Chevalier de la Légion d'honneur, Commandeur de l'Ordre pontifical de Saint-Sylvestre
Chevalier des Ordres de Léopold de Belgique
de Charles III d'Espagne, du Christ de Portugal, de François-Joseph d'Autriche
de Frédéric du Wurtemberg, d'Adolphe de Nassau, de Saint-Michel de Bavière
d'Ernest de Saxe, de François Ier des Deux-Siciles, des SS. Maurice
et Lazare de Sardaigne
Membre de plusieurs Académies françaises et étrangères, etc.

PARIS
LIBRAIRIE DE LA SOCIÉTÉ BIBLIOGRAPHIQUE
76, *rue des Saints-Pères*, 76

1888

HYPNOTISME ET DARWINISME

Il est un fait que l'expérience de chaque jour ne justifie que trop : c'est que les crimes contre la propriété et les personnes augmentent chaque année dans d'effrayantes proportions. Mais il est un autre fait plus effrayant encore peut-être : c'est l'attitude de plus en plus audacieuse des criminels devant la justice. Non seulement ils ne témoignent aucun regret, aucun repentir, mais, d'accusés se faisant accusateurs, ils élèvent leurs méfaits à la hauteur d'un principe et se retranchent, pour toute justification, derrière les dissolvants sociaux que leur fournit la science moderne.

J'appelle « dissolvants sociaux » les enseignements et les actes qui tendent à briser les liens qui unissent l'homme à son Créateur ou qui portent atteinte à son libre arbitre, le livrant ainsi sans appui et sans armes à ses plus détestables instincts. Sous ce rapport, l'*Hypnotisme* et le *Darwinisme* peuvent réclamer une large part, le premier, en réduisant l'homme au rôle d'un automate ; le second, en le ravalant au rang d'un animal.

Ces deux sciences, par la vulgarisation intempestive et l'interprétation erronée de leurs découvertes, sont donc très réellement devenues, dans une certaine mesure, les auxiliaires du crime. C'est ce qui m'engage à en faire l'objet du travail que l'on va lire.

L'hypnotisme, est le grand événement du jour, celui qui, non sans motifs, préoccupe et inquiète le plus l'opinion ; aussi en ferai-je, bien que d'une manière succincte, un exposé à peu près complet.

Quant au Darwinisme, j'ai déjà traité longuement, dans un livre spécial intitulé l'*Homme-Singe*, les questions qu'il soulève. Si j'y reviens de nouveau, c'est que la présence de l'empereur du Brésil à Paris m'en fourni l'occasion, on verra comment, et qu'il est de ces choses dont il n'est pas mal de parler plusieurs fois.

L'HYPNOTISME

EXPLIQUÉ

DANS SA NATURE ET DANS SES ACTES

PROBLÈMES QUE SOULÈVE L'HYPNOTISME

Il n'est bruit, depuis quelque temps, que des prodiges qu'opère une nouvelle science qu'on nomme l'*Hypnotisme*. Ces prodiges ont d'autant plus vivement impressionné les esprits qu'ils ne tendent à rien moins qu'à nous transporter dans le domaine du Surnaturel. C'est ce qu'a parfaitement mis en relief la dernière communication faite à l'Académie de Médecine par un de ses membres les plus autorisés, le docteur Luys. L'assemblée s'en est tellement émue, qu'elle a nommé d'urgence une Commission pour examiner les faits et les résumer dans un rapport qui sera prochainement l'objet d'une discussion approfondie.

L'émotion n'a pas été moindre dans le monde religieux. C'est que certaine école, rapprochant les miracles du Christianisme de ces prodiges de la science, et attribuant ces deux ordres de faits aux mêmes causes, prétend expliquer les premiers par les seconds.

La question de l'hypnotisme soulève donc des problèmes de l'ordre le plus élevé. C'est pour les résoudre, ou du moins pour en faciliter la solution, que j'ai entrepris le travail qui suit.

Comme toute la science de l'hypnotiseur consiste, ainsi que nous allons le voir, dans sa puissance d'action sur le système nerveux, il me paraît essentiel de jeter tout d'abord un rapide coup d'œil sur les fonctions de ce système.

FONCTIONS DU SYSTÈME NERVEUX

Le système nerveux offre à considérer trois grands Centres : le *Cerveau*, la *Moelle épinière* et les *Nerfs*, auxquels centres se rattachent trois grandes facultés : l'*Intelligenee*, la *Sensibilité* et le *Mouvement*. Arrêtons-nous un instant sur chacune de ces facultés, en procédant par ordre.

1° L'INTELLIGENCE

C'est dans le cerveau que réside exclusivement l'intelligence, mais sans qu'il y ait solidarité intime et nécessaire entre elle et l'intégrité de l'organe. Ainsi l'autopsie pourra faire découvrir des lésions matérielles dans le cerveau de personnes chez qui, pendant la vie, ne s'était manifesté aucun trouble intellectuel.

Quel est l'endroit précis du cerveau où siège l'intelligence?

C'est là un point impossible à fixer. Tout ce qu'on

peut dire, c'est qu'elle occupe la périphérie de l'organe. Ainsi la méningite, ou inflammation des membranes qui l'enveloppent, est constamment accompagnée de délire, tandis que, si celle-ci s'attaque soit à la partie centrale, soit à sa base. il n'est pas rare que l'intelligence reste intacte.

Partant de ce fait que l'intelligence occupe la périphérie du cerveau, Gall avait voulu localiser chacune des dispositions de notre esprit dans les petits renflements nerveux appelés *circonvolutions* qu'on observe à la surface; et, d'un autre côté, comme la tablette extérieure du crâne offre des bosses ou *protubérances*, il avait établi une règle de proportion entre le développement des protubérances et le développement des circonvolutions. Plus la protubérance sera développée, plus sera développée, par conséquent, la faculté logée dans la circonvolution correspondante. Toute la Phrénologie est là.

Malheureusement pour le système, des expériences positives ont démontré que l'intelligence est toujours une, malgré la multiplicité de ses manifestations. Elles ont démontré également que nos facultés n'occupent pas les petits casiers indiqués par Gall et que, de plus, les protubérances ne sont pas toujours le moule exact des circonvolutions. La phrénologie n'offre donc plus aujourd'hui qu'un intérêt historique.

2° LA SENSIBILITÉ

Toute la périphérie du corps est sensible. Cette sensibilité lui est communiquée par les nerfs, sorte de fils conducteurs qui émanent du cerveau et de la moelle épinière, et de là se portent dans tous les sens pour nous entourer d'un véritable réseau.

Je viens de dire que « toute la périphérie du corps est sensible ». Mais il n'en est pas de même des organes intérieurs : précisément les deux principaux, le cerveau et la moelle épinière, sont complètement insensibles dans plusieurs de leurs parties. Ainsi, par exemple, dans l'opération du trépan, on peut couper, on peut brûler le cerveau à une assez grande profondeur, sans que le patient en ait aucunement la conscience. De même dans l'expérience de laboratoire qui consiste à ouvrir la colonne vertébrale pour mettre à nu les nerfs qui en émanent, on constate que la moitié antérieure de la moelle ne possède aucune sensibilité.

Voilà pour la sensibilité dite *générale*.

Mais, en plus de cette sensibilité, qu'on appelle également sensibilité « tactile », il y a les sensibilités *sensoriales*, c'est-à-dire celles qui appartiennent en propre aux organes des sens. Chaque organe a un nerf à lui, dont l'impressionnabilité est en rapport avec les fonctions qu'il doit remplir. Ainsi le nerf optique perçoit la lumière, le nerf olfactif les odeurs, le nerf lingual les saveurs, et le nerf acoustique les sons.

Une particularité très curieuse à noter, c'est que chacun de ces nerfs ne possède que sa sensibilité spéciale; quant à la sensibilité tactile, il en est plus ou moins dépourvu. Citons comme exemple ce qui se passe pour le nerf optique.

Ce nerf semblerait devoir être d'une sensibilité exquise, puisqu'un agent aussi subtil que la lumière suffit pour l'impressionner. Eh bien, vous pourrez sur l'animal le soumettre à tous les irritants possibles sans provoquer la moindre trace de douleur. J'ai même eu sur l'homme une preuve manifeste de cette insensibilité. Ainsi j'ai vu Magendie, dans une opération de la cataracte, appuyer la pointe de l'instrument sur la rétine, qui n'est autre que l'épanouissement du nerf optique, et le malade ne parut même pas s'en apercevoir.

3° LE MOUVEMENT

Le mouvement a, comme la sensibilité, son point de départ dans le cerveau et la moelle épinière, et ce sont également les nerfs qui ont pour mission de le transmettre aux muscles chargés de l'exécuter. Ces nerfs sont appelés *nerfs moteurs* pour les distinguer des nerfs de la sensibilité ou *nerfs sensitifs*. On désigne souvent encore ces deux sortes de nerfs du nom de *paires*, parce qu'ils règnent également dans chaque moitié du corps.

Les nerfs moteurs et les nerfs sensitifs sont entièrement distincts pour la face. C'est la septième paire qui préside à ses mouvements et la cinquième à sa sensibilité. D'où il résulte que la paralysie du premier de ces nerfs empêche seulement la moitié correspondante du visage de se mouvoir, et la paralysie du second de sentir.

Pour le tronc et les membres, au contraire, les nerfs du mouvement et les nerfs de la sensibilité n'en forment qu'un. Et cependant la paralysie peut les frapper isolément. Ainsi tel malade sera privé du pouvoir de marcher, bien qu'il sente parfaitement ses jambes, tandis que tel autre marche très librement dont les jambes sont privées de sensibilité. D'où vient cette différence? Elle vient de la disposition anatomique que voici :

La moelle épinière doit être envisagée, au point de vue de la répartition du mouvement et de la sensibilité, comme divisée en deux *moitiés* : l'une *antérieure* et l'autre *postérieure*.

De sa moitié antérieure, ou partie motrice, s'échappe un groupe de filaments nerveux, qui ne tardent pas à se réunir en un petit faisceau appelé *racine*.

De sa moitié postérieure, ou partie sensitive, s'échappe également un groupe de filaments qui se comportent comme les premiers pour former une autre *racine*.

Ces deux racines, convergeant l'une vers l'autre, ne tardent pas à se réunir en un tronc unique, lui apportant, les premières son mouvement, les secondes sa sensibilité, ce qui en fait un nerf tout à la fois sensitif et moteur. Mais elles ne se sont pas fusionnées au point de se confondre; elles marchent au contraire parallèlement entre elles comme les fils d'un télégraphe : d'où il résulte que le nerf qu'elles ont servi à former, mais sans perdre l'indépendance de leur origine, pourra être frappé d'une manière isolée dans son mouvement ou sa sensibilité.

Prenons acte de cette disposition qui nous fournira, au moment de conclure, de précieux renseignements sur le mode d'action de l'hypnotisme.

Nous avons dit plus haut, en parlant de la sensibilité, qu'en plus de la sensibilité générale il existe des sensibilités partielles propres aux organes des sens. La physiologie expérimentale nous offre quelque chose d'assez analogue à signaler du côté du mouvement. Ainsi elle démontre que certaines parties du cerveau président à certains mouvements. Ces mouvements sont surtout le *mouvement en avant*, le *mouvement en arrière*, le *mouvement de rotation sur son axe*, puis enfin le *mouvement en cercle* ou *de manège*. Vous pouvez donc, suivant que vous excitez tel ou tel point du cerveau, faire exécuter à l'animal tel mouvement que vous voudrez, absolument comme si vous faisiez jouer les ressorts d'un automate.

Je ne m'étendrai pas davantage sur ces fonctions du système nerveux[1], les détails dans lesquels nous venons d'entrer suffisent pour l'interprétation de certains actes de l'hypnotisme. Je ne saurais toutefois passer complètement sous silence leur grand moteur, je veux dire cette force mystérieuse qui anime tous les corps organisés et qu'on nomme la VIE. Terminons donc par la question que voici :

Existe-t-il dans le système nerveux un point central qu'on puisse regarder comme étant le siège de la vie ?

Oui, ce point existe. Il occupe la partie supérieure de la moelle épinière, à sa jonction avec le cerveau, et est tellement circonscrit, qu'il suffit de le toucher avec la pointe d'une aiguille pour causer la mort immédiatement : Flourens l'a nommé le *Nœud vital.*

Nous ferons remarquer, en passant, que le nœud vital correspond à la région postérieure du cou appelée *nuque*, par conséquent à l'endroit où porte précisément le couperet de la guillotine. Et dire que certaines âmes

1. Voir, comme complément de renseignements, les *Leçons sur les Fonctions et les Maladies du* Système *nerveux*, professées par Magendie au Collège de France, rédigées et publiées par Constantin James, son élève. 2 vol. in-8.

compatissantes en sont encore à se demander si le supplicié ne survivrait pas quelques instants à la décapitation !

ALIÉNATION MENTALE

Maintenant que nous savons comment fonctionne le système nerveux à l'état normal, il nous faut examiner quels genres de troubles la maladie apporte à ces fonctions, sans quoi il nous manquerait l'une des pièces les plus essentielles pour l'étude de l'hypnotisme. Parlons donc de ces troubles, mais uniquement de ceux qu'on désigne sous le nom d'*Aliénation mentale*.

La première chose qui vous frappe quand vous causez avec un aliéné, c'est qu'il obéit à une idée fixe; très rarement il divague sur toutes. : quelquefois même ses raisonnements sont d'une étonnante justesse. Ce n'est donc pas un fou dans toute l'extension du mot : c'est un *Monomane*.

La monomanie pourra porter sur les sens que nous avons dits être desservis chacun par un nerf spécial : ce seront des aberrations de la vue, de l'ouïe, de l'odorat et du goût. Celui-ci aperçoit un spectre qui le poursuit, celui-là entend des voix qui l'appellent, cet autre accuse des odeurs qui l'importunent, tel autre encore « mâchonne » sans cesse, croyant savourer les mets les plus exquis. Vainement vous chercherez à les convaincre de leur erreur : il semble qu'une force supérieure les domine et rend illusoires tous vos raisonnements.

Comment expliquer cette localisation de la folie ?

On a voulu en trouver la raison dans cette disposition anatomique que, l'organe affecté ayant un nerf pour lui seul, si ce nerf est devenu malade, sa maladie a pu réagir sur l'organe lui-même et troubler son jeu : d'où la monomanie.

C'est là une interprétation qui me paraît singulièrement contestable. En tout cas, elle ne pourrait s'appliquer aux troubles des facultés intellectuelles, puisque nous avons vu que, contrairement aux assertions de Gall, elles ne sauraient être localisées dans tel ou tel point du cerveau. Et cependant l'aliénation les isole aussi complètement que quand il s'agit des organes des sens.

Quant aux désordres mêmes de ces facultés causés ainsi par l'aliénation, je n'entreprendrai pas de vous en faire le lamentable tableau. Figurez-vous les meilleurs instincts pervertis, les plus mauvais exaltés, et toutes les passions qui bouillonnent dans le cœur de l'homme, la colère, la haine, la vengeance, arrivées à leur plus haut paroxysme, et vous serez encore au-dessous de la réalité.

Quelquefois, il est vrai, l'aliénation revêt une physionomie tout autre. Ce ne sont plus des scènes terribles, ce sont des scènes tendres ou burlesques. Mais qu'importe la forme? Dans toutes il y a ce caractère commun que l'individu ne s'appartient plus, dominé qu'il est par une volonté tellement supérieure à la sienne qu'elle en fait un être inconscient et irresponsable.

Prenons-en acte et arrivons à l'Hypnotisme. La transition sera d'autant plus facile que, ainsi que nous allons le voir, la nouvelle doctrine consiste surtout à créer une aliénation artificielle et à dominer l'individu.

HYPNOTISME ET MAGNÉTISME

Si je réunis ainsi sous un même titre l'Hypnotisme et le Magnétisme, c'est que ces deux sciences n'en font réellement qu'une, toutes les deux procédant par les mêmes manœuvres pour opérer leurs prodiges. Bien que ces manœuvres soient généralement connues, je crois cependant devoir en signaler les principales.

La première chose est de se procurer un *sujet* lucide. C'est parmi les jeunes filles hystériques qu'on a le plus de chances d'en rencontrer. Mais, avant d'aller plus loin, disons ce qu'il faut entendre par *Hystérie*.

Le mot hystérie n'a pas, dans le langage médical, le sens désobligeant qu'on y attache dans le monde. Nous désignons ainsi un état particulier du système nerveux dans lequel la personne a l'impressionnabilité de la sensitive. Pour rien, elle tressaille ; parfois même elle tressaille sans rien. Ainsi il pourra se faire qu'au milieu de la santé la plus florissante elle soit prise tout d'un coup d'une de ces crises qu'on appelle « Attaques de nerfs », dans laquelle elle se livrera à des démonstrations tellement désordonnées qu'on se croirait en face d'une folle. On le croirait d'autant plus qu'elle n'a la conscience ni de ses paroles ni de ses actes. Elle n'entend pas davantage ce qu'on lui dit et est, de plus, insensible à l'action des agents physiques. Puis peu à peu tout rentre dans le calme et, une fois la crise passée, elle n'en conserve aucun souvenir.

Je suppose donc votre choix fait. Vous avez enfin trouvé l'hystérique que vous cherchiez. Voyons comment vous procéderez pour l'endormir.

Vous plaçant devant elle, vous la regardez fixement et lui recommandez de vous regarder de même. Vous prolongez cette attitude jusqu'à ce qu'elle éprouve ce sentiment de vertige qu'on nomme la fascination ; au besoin, vous l'activerez en faisant miroiter à ses yeux un corps métallique aux brillantes couleurs. Bientôt sa paupière s'appesantit. Dirigeant alors vos mains vers son front, que nous avons dit être le siège de la pensée, vous les y maintenez quelques instants, puis vous les abaissez lentement le long de son corps, dans la direction des nerfs qui du cerveau se rendent jusqu'aux confins de nos tissus. Vous répétez ces *passes* à plusieurs reprises. Surtout vous n'aurez garde d'oublier le point correspondant au nœud vital, je veux dire la nuque. C'est là au contraire que vous en concentrez toute la puissance.

Voici le sujet endormi. Maintenant il vous appartient corps et âme, comme si vous lui aviez soutiré sa faculté de penser, pour lui transfuser votre volonté d'agir. Il est rare toutefois qu'on obtienne du premier coup cette *Suggestion* absolue. Il faut en général y revenir à plusieurs reprises. Mais alors l'hypnotisée cesse d'être elle; elle devient un second vous-même, sans le savoir.

La première fois qu'on assiste à une séance de ce genre, on ne peut se défendre de la pensée qu'on est l'objet d'une mystification. Ce monsieur qui fait de gros yeux et de grands gestes à cette ingénue qui le regarde langoureusement ressemble à s'y méprendre à un escamoteur, et ses passes ont tout l'air de tours de passe-passe ; l'ingénue elle-même, quand elle succombe au sommeil qu'on lui infuse, vous fait l'effet d'une petite farceuse parfaitement éveillée. Aussi, jusque dans ces derniers temps, peu de personnes prenaient-elles au sérieux ces bizarres pratiques.

Mais, depuis que le magnétisme est devenu l'hypnotisme, en d'autres termes, depuis que des hommes graves l'ont pris sous leur patronage et même s'en sont faits les exécuteurs, il est devenu dans leurs mains une science avec laquelle il faut compter.

Parmi ces hommes il en est un surtout qui, par sa grande position et ses travaux propres, peut en être regardé comme le véritable représentant : c'est le professeur Charcot. C'est donc lui que nous avons intérêt à voir à l'œuvre. Et, comme la Salpêtrière est le théâtre où il opère ses *Prodiges*, c'est là également qu'il nous faut aller les contempler.

LA SALPÊTRIÈRE ET SES PRODIGES

La Salpêtrière était, au point de vue de l'hypnotisme, un champ d'observation unique en son genre. D'abord sa population est presque exclusivement une population de femmes, et parmi celles-ci abondent les hystériques. Puis ce n'est pas seulement un hospice, pour la vieillesse, c'est avant tout une maison d'aliénés, plus importante encore que Charenton. Or, nous l'avons déjà dit, le grand art du magnétiseur est précisément de reproduire toutes les formes et toutes les nuances possibles de l'aliénation mentale. Où donc trouver ailleurs un plus grand choix de modèles et de types ?

Le professeur Charcot, médecin de cet hospice et chargé par la Faculté de la Clinique des maladies nerveuses, a su en tirer un très grand parti pour son enseignement. Malheureusement, à côté des élèves sont venus s'asseoir, par une tolérance regrettable, des gens du monde qui, bien que triés sur le volet, n'en ont pas moins changé le caractère et la physionomie de ses leçons.

Nous croyons inutile de donner une description détaillée des séances consacrées ainsi à l'hypnotisme, tant on en a parlé! D'ailleurs le programme en est à peu de chose près le même que celui de tous les spectacles de ce genre. Mais ce que nous allons, au contraire, nous attacher à faire ressortir, c'est la relation qui existe entre les phénomènes développés par le magnétiseur et ce que nous avons dit des maladies nerveuses.

La première chose à noter, c'est que le magnétiseur exerce un empire absolu sur les nerfs des organes des sens. Il peut à son gré rendre le sujet aveugle, sourd, sans odorat et sans goût, puis, à son gré également, lui restituer la faculté de voir, d'entendre, de sentir et de goûter. Il pourra de même troubler les fonctions de ces nerfs au point de créer toutes les hallucinations que nous avons dites être si fréquentes chez les aliénés. De ce côté donc succès complet.

Son pouvoir n'est pas moindre sur les nerfs de la sensibilité et du mouvement. Veut-il que son sujet devienne complètement insensible à la douleur physique, vous aurez beau le pincer, lui enfoncer des épingles n'importe où, il n'accusera aucune sensation. Veut-il au contraire exalter sa sensibilité générale, le simple frôlement des barbes d'une plume suffira pour le faire tressaillir. La maladie ne fait réellement pas mieux ici que le médecin.

Nous avons vu que les nerfs sensitifs et moteurs, bien que combinant leur action pour un résultat commun, sont cependant, au point de vue anatomique et physiologique, complètement indépendants les uns des autres. Le magnétiseur fera ressortir de même cette indépendance en isolant leurs manifestations respectives. Ainsi, par le seul acte de sa volonté, un doigt sera paralysé du sentiment et les autres continueront de sentir, puis tout à coup ce même doigt sera paralysé du mouvement et les autres continueront de se mouvoir. Cette expérience pourra être répétée sur tous les autres organes, sans jamais manquer. Ici je crois que le magnétiseur est encore plus fort que le mal.

Enfin, nous savons que certaines parties du cerveau président à certains mouvements et que ces mouvements peuvent être ramenés à quatre principaux. Le magnétiseur les reproduira tous également, mais en y en ajoutant d'autres. Ainsi le sujet se lèvera, marchera en avant, puis en arrière, se roulera sur place, circulera de tous côtés, dansera, sautera, se mettra à genoux, et cela toujours au gré de l'opérateur. Le succès de celui-ci va donc toujours grandissant.

Reste une dernière épreuve, celle qui a trait aux

passions de l'âme, que nous avons dites ne pouvoir être localisées dans le cerveau, mais que l'aliénation localise à sa manière sous forme de monomanies quelquefois terribles. Ici encore le magnétiseur ne restera pas au-dessous de sa tache. Ces monomanies, non seulement il les reproduira toutes, mais il les transformera en drames. Qu'on en juge par l'échantillon que voici :

L'hypnotisée se lève, va prendre un poignard caché dans un meuble, se transporte dans la pièce voisine où se trouve un lit, s'approche avec précaution de ce lit et y enfonce le poignard dans la direction où elle suppose une personne couchée. Cela fait, elle regagne tranquillement sa place, se figurant avoir accompli un acte légitime et méritoire. Si alors vous la réveillez, non seulement elle n'a aucun souvenir de ce qu'elle vient de faire, mais elle a peine à vous croire quand vous lui en faites le récit.

Notons ce dernier trait. Il prouve que l'art du magnétiseur va jusqu'à emprunter à l'hystérie elle-même sa caractéristique, celle-ci étant un oubli complet de ce qui s'est passé pendant l'attaque. Ainsi donc aucun succès ne manque à son triomphe.

Une simple réflexion. Combien il est à regretter que tant de talent ait été dépensé pour créer la maladie, tandis qu'il eût été si bien employé pour la guérir?

Quoi qu'il en soit, quand, le premier éblouissement passé, on vient à réfléchir de sang-froid sur cette faculté de l'hypnotiseur de déterminer tel ou tel acte sur l'hypnotisé, on reconnaît qu'elle n'est autre qu'une imitation, j'ai presque dit qu'une contrefaçon de la manière dont les médicaments agissent sur l'organisme.

2

Ceci, pour être bien compris, demande explication.

Tout médicament, par quelque voie qu'il pénètre en nous, estomac ou autre, est absorbé, c'est-à-dire qu'il passe dans le sang et est entraîné avec lui par la circulation qui le distribue dans toute l'économie. Mais son action n'est pas la même sur tous les organes; elle se concentre sur celui qui lui offre le plus d'affinité : on le nomme alors *médicament spécial*.

Toute la thérapeutique est là. Ainsi :

La belladone agit sur les nerfs de l'œil en dilatant la pupille ; la digitale, sur les battements du cœur en les ralentissant ; la noix vomique, sur la racine antérieur des nerfs de la moelle en convulsant les membres ; l'opium, sur les fibres du cerveau en les engourdissant ; le café, en les tenant en éveil ; le Haschisch, en portant aux rêves : les cantharides enfin agissent sur ce qu'on nomme le « sixième sens » en provoquant des excitations insolites. Or que d'exemples je pourrais joindre à ceux-là !

Si, pour faire mieux encore saisir ma pensée, j'ai recours à une comparaison familière, je dirai que le sang se comporte pour la répartition des médicaments comme le facteur pour la distribution des lettres : *il frappe à toutes les portes*. Seulement c'est au médecin à ne pas se tromper d'adresse.

En somme, nous trouvons dans la physiologie, l'étude des maladies mentales et la thérapeutique, le secret des prodiges de l'hypnotiseur. SON SURNATUREL N'EST DONC EN DÉFINITIVE QUE DU NATUREL PLUS OU MOINS FARDÉ.

Se rend-il compte au moins de son *modus agendi* sur son sujet? Il n'en sait pas le premier mot, pas plus que le facteur ne connait le contenu des lettres qu'il porte à domicile. Tout ce qu'il peut dire, c'est que, quand il fait ceci, il produit cela : voilà tout.

C'est alors que, pour se dissimuler à soi-même sa propre ignorance et surtout la masquer aux autres, on imagine une sorte de roman psychologique où toutes les manifestations de l'hypnotisme sont ramenées à trois phases, la phase léthargique, la phase cataleptique, et la phase somnambulique. On y joint une description de chacune, illustrée de gravures représentant les scènes les plus propres à terrifier les esprits.

Fort bien. Et après? En quoi les malades pourront-ils bénéficier de toute cette fantasmagorie? Vous avez l'art d'éblouir et non la science d'éclairer.

Mais le bon public ne sait rien de tout cela. Il n'y voit que le côté extraordinaire des phénomènes, persuadé qu'on en possède la clef: d'où l'immense retentissement que la presse leur a donné en les commentant.

Voici, par exemple, comment le rédacteur de la partie scientifique d'un de nos grands journaux termine son compte rendu :

« Ce sont là des prodiges qui laissent bien loin derrière eux les prétendus miracles de Lourdes et qui donnent une fois de plus raison à la science sur la superstition. »

Ainsi, dans ce qui se passe à la Salpêtrière et dans ce qui se passe à Lourdes vous trouvez matière à rapprochement, ou plutôt à opposition, aux dépens de Lourdes! Mais quelle est donc l'opinion dont vous vous faites ici l'interprète? Ce ne peut être que la vôtre, et la vôtre seule, du moins pour ce qui touche à l'enseignement de la Salpêtrière, le professeur Charcot n'ayant jamais prononcé le mot de Lourdes dans ses leçons.

Je veux même, à cette occasion, vous apprendre un fait que certainement vous ignorez.

« *L'hospice de la Salpêtrière envoie chaque année une cinquantaine* ou *une soixantaine* de *malades à Lourdes*, et le PROFESSEUR CHARCOT LES ÉTUDIE TOUS AVANT LEUR DÉPART ET APRÈS LEUR RETOUR. »

Qui m'a dit cela? Lui-même. Il a fait plus encore que de me le dire, il me l'a écrit; la phrase soulignée est la copie textuelle de sa lettre. Quant à savoir ce qu'il pense des miracles de Lourdes, ceci est son affaire; seulement j'ai cru comprendre qu'il ne se propose pas de le faire connaître de sitôt.

Mais revenons à notre « reporteur » de journal.

Il me semble que son jugement aurait singulièrement gagné en équité et en logique s'il eût procédé pour Lourdes comme pour la Salpêtrière, je veux dire s'il eût exposé tout d'abord les phénomènes qui s'y produisent. Ce qu'il n'a pas fait, nous allons essayer de le faire.

Parlons donc de *Lourdes et de ses Miracles* [1].

LOURDES ET SES MIRACLES

Lourdes est une petite grotte attenant au village de ce nom et formée par une excavation naturelle de la montagne au pied de laquelle elle se trouve. Elle n'offre rien de particulier à noter qu'une source qui alimente

1. Je suis d'autant plus en mesure de parler de Lourdes, à propos de la Salpêtrière, que j'ai été deux fois à Lourdes et que j'ai habité la Salpêtrière pendant un an comme interne dans la division des ALIÉNÉS.

une fontaine et une piscine. Quant à l'origine de cette source, elle a cela de tout à fait insolite qu'elle est due aux visions d'une jeune fille qui la fit jaillir elle-même en grattant la terre avec ses ongles dans un endroit où, de mémoire d'homme, aucune source n'avait jamais existé. Je n'ai pas besoin d'ajouter que Lourdes est devenu depuis un célèbre lieu de pèlerinage, où se rendent chaque année de nombreux malades attirés par le bruit des guérisons qui s'y opèrent et dont ils comptent bénéficier à leur tour.

La manière dont les choses se passent à Lourdes n'a rien de commun avec les procédés de l'hypnotisme. Ici aucune tentative de suggestion; rien pour parler aux yeux ou à l'esprit; pas même un médecin pour vous guider. C'est de votre plein gré que vous êtes venu; c'est de votre plein gré également que vous vous traiterez. Or quoi de plus simple que ce traitement? En revanche, quoi de plus admirable que les résultats?

La première chose qui frappe le spectateur, car ici tout se passe au grand jour, c'est la parfaite innocuité du bain pris dans les conditions, médicalement parlant, les plus défavorables, pour ne pas dire les plus dangereuses. Non, ce n'est pas sans un certain frémissement qu'on voit des porteurs plonger dans la piscine des malheureux qui semblent ne plus avoir qu'un souffle de vie, et dont une sueur froide inonde tout le corps. Eh bien! non seulement le bain ne leur sera pas fatal, mais à peine leurs membres auront-ils touché l'eau glacée qu'ils accuseront un sentiment de bien-être qui sera bien réellement la sensation vraie, puisqu'elle pourra être le prodrome de la guérison.

Cependant la piscine ne tarde pas à se remplir. La voilà au grand complet. Il y règne tout d'abord un religieux silence, puis tout à coup une voix s'écrie : Je suis guéri ! Et, en effet, vous voyez se dresser sur ses jambes et sortir seul un paralytique qui, depuis des années peut-être, était cloué dans son lit pour une affection de la moelle épinière.

Des phénomènes analogues, mais ayant trait à d'autres lésions, ne tardent pas à se manifester. Ainsi l'aveugle voit,

Le muet parle au sourd étonné de l'entendre.

L'asthmatique cesse d'étouffer, le cancéreux de souf frir, le phthisique respire l'air à plein poumon. Que sais-je enfin? Il n'est pas de maladie, et Lourdes les voit toutes affluer, il n'est pas de maladie qui, tel jour ou tel autre jour, ne soit ainsi l'objet de quelque nouveau miracle.

Un miracle !

Voilà un mot qui a le privilège de vous faire bondir d'indignation et de provoquer de votre part les plus énergiques protestations. Pour vous il n'existe pas et il ne saurait exister de vrais miracles. Votre grande objection est celle-ci :

Un miracle est une dérogation aux lois de la nature: or nul ne saurait y déroger, puisqu'elle-même n'y déroge jamais. *Semel jussit, semper paret.*

Pardon ! J'aurais compris votre argument avant votre visite à la Salpêtrière, et surtout avant votre compte rendu. Mais qui donc a parlé le premier de dérogations aux lois de la nature? C'est vous-même, car enfin ces

Prodiges qui vous ont tant enthousiasmé, vous les présentez comme des dérogations à ces lois.

Sans doute ils appartiennent à un ordre d'idées et de faits tout différents des miracles de Lourdes, mais qu'importe? Vous ne pouvez déclarer impossible à Lourdes ce que vous admettez comme réel à la Salpêtrière.

La seule chose que vous puissiez nier dans les miracles de Lourdes, c'est donc leur authenticité. Sous ce rapport, j'en appelle au témoignage même des malades: vous conviendrez qu'ils doivent en savoir quelque chose.

Comment! voilà une personne qui ne pouvait marcher et qui marche, qni ne voyait pas et qui voit, qui souffrait cruellement et qui ne souffre plus: nécessairement elle se croit et se dit guérie. C'est alors que vous venez vous jeter en travers de ses appréciations. Pour vous, c'est une illuminée dont la guérison n'est autre que les illusions de la superstition!

Mais si, usant à son tour de représailles, elle vous prenait à partie, ne serait-elle pas beaucoup plus en droit de vous dire :

« Ce sont vos prétendus Prodiges qui sont des effets de mirage, car vous ne les produisez qu'en agissant sur l'imagination. Or l'imagination est bien réellement ici la « folle du logis », puisqu'elle vous sert à créer la folie de toute pièce. »

Laissons donc de côté ces attaques contre Lourdes, qui, par leur futilité, ne méritent réellement pas les honneurs d'une réfutation en règle.

Quant aux pratiques de la Salpêtrière, si vous tenez absolument à ce qu'il y ait du surnaturel, convenez que ce surnaturel diffère essentiellement de celui de Lourdes. A la Salpêtrière, toute la science consiste à fabriquer la maladie, tandis qu'à Lourdes on la guérit.

Oui, on la guérit, la chose est indéniable. Seulement à quel principe rapporter la guérison?

Évidemment la source doit y entrer pour beaucoup, puisque tous les malades en boivent et s'y baignent. Mais, d'un autre côté, la chimie n'y a constaté la présence d'aucune substance la rapprochant des eaux minérales. C'est même plutôt, comme composition, saveur et température, une très belle « eau de roche ». Il y a donc là également quelque agent mystérieux.

Cet agent, l'assimilerons-nous à un fluide? Volontiers, mais à la condition qu'il sera parfaitement compris qu'il n'a rien de commun absolument avec celui de l'hypnotisme.

Le fluide que j'admets pour Lourdes a une signification tout autre. Chacun de nous en apporte le germe en naissant; il grandit avec nous; l'éducation bien dirigée le développe et plus tard, si aucune influence fâcheuse n'en a paralysé l'essor, il deviendra le mobile de nos pensées les plus généreuses et de nos actes les plus nobles. C'est ce fluide dont il a été dit qu'il transporte les montagnes : on le nomme la *foi.*

C'est donc la foi qui, agissant à la manière d'un aimant, a réuni à Lourdes toute cette foule de pèlerins et qui, complétant son œuvre, amènera la guérison miraculeuse de plusieurs[1] d'entre eux. Quant au

1. Je dis simplement *Plusieurs*. C'est que je suis bien loin d'admettre tout ce que débitent certains journaux, un surtout, qui se pose en organe officiel, sur certains Miracles de Lourdes, nullement justifiés par un diagnostic suffisamment sérieux.

génie bienfaisant qui préside à ces miracles, on l'invoque sous le nom de la Vierge.

DANGERS DE L'HYPNOTISME

L'hypnotisme offre des dangers de plusieurs sortes dont nous allons indiquer les principaux.

Il est dangereux pour les personnes chez lesquelles on provoque le sommeil magnétique, en ce que souvent il sera fort difficile de les en faire sortir, et qu'une fois réveillées elles pourront rester plus ou moins de temps sous le coup d'un ébranlement nerveux général. J'ai vu plusieurs cas de ce genre, dont quelques-uns m'ont même assez vivement inquiété.

Il est dangereux également pour celles qui assistent à ces expériences. C'est que chacun porte bien réellement en soi un petit grain de folie — heureux quand ce n'est pas un gros — qu'on nomme *Instinct d'imitation*. Ainsi s'explique pourquoi, à la Salpêtrière, on est obligé de changer de temps en temps de salles les filles de service attachées à la section des Aliénées pour les faire passer dans la section des *Reposantes*, dont la seule maladie est l'âge, sans quoi, à force de voir déraisonner les autres, elles finiraient par déraisonner à leur tour. D'ailleurs ne sait-on pas qu'il pourra suffire d'avoir été une seule fois témoin d'une attaque d'épilepsie pour devenir soi-même épileptique?

Mais c'est surtout au point de vue social que l'hypnotisme semble offrir de tels périls qu'il serait impossible aujourd'hui d'en calculer la portée. Comment! voilà un individu qui sera dominé tellement par la volonté d'un autre qu'il deviendra faussaire, voleur, voire même assassin, et cela sans avoir la conscience de ses actes, sans même en conserver le souvenir! Mais ce n'est pas tout encore.

Il résulte des dernières communications du docteur Luys à l'Académie de Médecine que le magnétiseur pourra communiquer à une petite fiole, portative comme un flacon de sels anglais, la propriété de tuer à distance. Il lui suffit pour cela de la remplir d'une certaine substance dont il indique la recette, de la boucher à l'émeri, puis de la placer derrière la personne, dans la direction du nœud vital. Par conséquent, vous faites disparaître jusqu'au corps du délit!

Surtout qu'on n'aille pas me soupçonner de rembrunir le tableau. Voici les propres paroles du docteur Luys :

« Ces manipulations, quelquefois terrifiantes, peuvent amener des complications d'une extrême gravité, et je ne saurais trop avertir les expérimentateurs d'arrêter immédiatement l'action de la substance active, pour ne pas se trouver en présence d'un *homicide par imprudence* ».

Un homicide par imprudence! Il suffira donc à l'opérateur, s'il y trouve son intérêt, de forcer un peu la note, pour transformer un homicide par imprudence en un homicide volontaire, c'est-à-dire en *assassinat!*

Ne semble-t-il pas qu'on se trouve transporté en plein moyen âge et qu'on assiste à quelque scène de Sorcellerie? On le croirait d'autant mieux que les Magiciens d'alors faisaient jouer un grand rôle, dans leurs incantations, au suc délétère de la Mandragore et au venin du Crapaud. Or, d'après ce que nous voyons de l'hypnotisme, il est très possible que ces substances aient exercé réellement l'action qu'on leur attribuait.

Si encore ces dangereuses manœuvres avaient comme correctif, maniées par une main habile, de contribuer à la guérison des maladies ! Mais, jusqu'à présent du moins, les essais qu'on a tentés à cet égard ont eu des résultats à peu près nuls. Donnons encore ici la parole au docteur Luys :

« *Il est permis d'espérer*, dit-il, que ces études nouvelles sont susceptibles d'ouvrir des voies imprévues à la thérapeutique des maladies nerveuses, puisqu'elles permettent d'agir profondément sur les phénomènes intimes de la vie et de solliciter expérimentalement leur mise en action. »

Il est permis d'espérer ! Vous en êtes donc encore, en fait de guérison, à l'espérance. Combien vous êtes plus avancés en fait de meurtre ! Le plus clair de tout cela, c'est que votre magnifique découverte, dont vous êtes si fier d'avoir doté l'humanité et que vous vulgarisez par votre enseignement, a fourni des armes à l'assassin et désarmé dans la même proportion la justice.

Sans doute, par conséquent, le danger paraît grand. mais la société n'est pas pour cela sérieusement menacée, car le surnaturel a existé à toutes les époques, et elle est encore debout.

Je dis que le surnaturel a existé à toutes les époques. Qu'était-ce en effet que les Magiciens de Pharaon, les Oracles, les Sibylles, les Nécromanciens, les Thaumaturges et, plus près de nous, les Sorciers et les Jeteurs de Sorts, sinon des Hypnotiseurs à leur manière?

C'est qu'il en est de la santé morale de l'homme comme de sa santé physique. On voit ainsi surgir par intervalles certains prodiges qui pèsent sur l'humanité à la manière des épidémies, et qui ont cela de commun avec celles-ci qu'apportent la ruine et jamais le bienfait. Puis elles se dissipent pour être remplacées par d'autres qui disparaissent à leur tour. N'en avons-nous pas eu récemment un exemple dans l'histoire des *Tables tournantes* ?

Ne nous effrayons donc pas trop de l'hypnotisme, et surtout ne nous résignons pas d'avance à en subir la tyrannie. D'ailleurs, ainsi que nous allons le voir, il existe contre lui des *Préservatifs* plus puissants que lui-même.

PRÉSERVATIFS DE L'HYPNOTISME.

Il est un fait qui domine ici tous les autres en ce qu'il résout à lui seul le problème de la préservation : c'est que le pouvoir du magnétisme est nul sur quiconque refuse de se prêter à sa pantomime. Sous ce rapport, aucune surprise n'est possible, car, si vous essayez d'agir à l'insu de l'individu, vous n'arriverez jamais, je ne dis pas seulement à l'endormir, mais même à l'influencer.

Supposons maintenant que la personne se décide à se soumettre à l'épreuve. Si elle a la ferme volonté de résister au sommeil, le magnétiseur aura beau la bombarder de ses passes, il est à peu près certain que la lutte tournera à son avantage et que celui-ci en sera pour ses frais de fluide. Je dis *à peu près certain*. C'est que c'est là surtout une question de tempérament.

Nous savons déjà que la jeune fille hystérique est celle dont le magnétiseur triomphe le plus facilement, et nous en avons donné la raison. Or la même remarque s'applique au jeune homme hystérique, car l'hystérie n'est pas seulement l'apanage de la femme. L'homme aussi en subit les atteintes quand son impressionnabilité est montée au même diapason. C'est même là une observation vulgaire. N'entendez-vous pas dire tous les jours de quelqu'un très nerveux qu'il a un *tempérament féminin?*

Mais comment modifier ce tempérament?

La chose me paraît difficile, une fois établis. Je crois, au contraire, qu'en s'y prenant de très bonne heure, on peut sinon le prévenir tout à fait, du moins l'atténuer singulièrement. Entrons à cet égard dans quelques détails.

Lorsque l'enfant fait son apparition dans le monde, le sommeil dont il dort est mille fois plus profond que le sommeil provoqué par le plus habile des hypnotiseurs. C'est l'engourdissement léthargique dans lequel sont ensevelies toutes ses facultés.

A peine au lendemain de sa naissance, avant même les manifestations des premières lueurs intellectuelles, il subit l'envahissement journalier et continu des êtres et des faits qui l'entourent. C'est la raison du plus fort exercée sans entrave; c'est le droit des premiers occupants appliqué sans correctif possible, et l'on peut dire que leur toute-puissance n'a d'autre limite que l'impuissance absolue de celui auquel cette prise de possession s'impose.

Il en est donc un peu de l'esprit du nouveau-né comme de son organisme. Tandis que ses poumons respiraient l'air ambiant, il respirait, lui aussi, les idées ambiantes et ne pouvait en respirer d'autres.

Voilà des faits sur lesquels tout le monde est d'accord et qui, par suite, peuvent se passer de commentaires, car les conséquences en découlent naturellement.

De même en effet que, par une hygiène du corps bien entendue, nous arrivons à prévenir l'anémie, cette grande maladie de l'époque, de même aussi, par une hygiène de l'âme bien dirigée, nous pouvons arriver à prévenir l'hystérie qui nous déborde. Mais que de luttes il nous faut soutenir! Que d'influences il nous faut neutraliser! Prenons comme exemples le théâtre et la littérature modernes. Par l'exagération et souvent la perversion des sentiments qu'ils expriment, ils communiquent aux cerveaux de tels ébranlements qu'ils représentent à eux seuls de puissants auxiliaires de l'hypnotisme.

Tout bien considéré, ma conviction intime est que le vrai préservateur de l'hypnotisme, c'est une éducation foncièrement chrétienne. Là, au moins, vous avez des dogmes d'une éternelle justice, des exemples que vous ne sauriez assez suivre, et des préceptes sur lesquels vous ne sauriez trop vous régler.

Mais ce qui fait surtout sa supériorité sur l'éducation athée dite laïque et assure son triomphe, c'est qu'au lieu d'exalter sans cesse notre raison on nous apprend, au contraire, à nous en défier, et à nous en remettre, pour les luttes à soutenir, à Celui de qui nous tenons l'existence.

Il n'est pas jusqu'aux puissances occultes contre lesquelles elle ne nous avertisse de nous tenir en garde. Prenons comme exemple le *Pater*, ce bréviaire de l'enfance. Il y est dit à la fin : *Et ne nos inducas in Tentationem* : « Et ne nous laissez pas dominer par l'Esprit Tentateur. » Cet esprit tentateur, quel est-il? Ne serait-ce pas le même que celui qui préside à l'Hypnotisme !

LAICISATION DU CERVEAU DE L'ENFANT PAR L'HYPNOTISME

A l'opposé de ce que je viens de dire de la direction à donner à l'éducation de l'enfance, j'apprends que la Section de Pédagogie du *Congrès de l'Association française* réunie à Toulouse a émis le vœu que l'hypnotisme constituât un des éléments essentiels de cette éducation.

Je suis sans détail aucun sur ce nouveau mode d'enseignement, que je crois n'en être qu'à l'état de projet, mais j'en comprends parfaitement le but et le mécanisme. Le but est de chasser de l'esprit de l'enfant l'idée de Dieu, comme on en a chassé les emblèmes de l'école : en d'autres termes, de *laïciser* son cerveau. Quant au mécanisme, il consiste à substituer le dressage hippique à ce qu'on nomme ironiquement l'éducation cléricale.

Oui, le dressage hippique. Comment en effet procède-t-on dans nos manèges pour faire ce qu'on appelle un *Cheval savant?*

On le dresse, c'est-à-dire on l'accoutume à exécuter certains exercices plus ou moins difficiles, et, s'il ne montre pas la docilité voulue, on le prive de sommeil, l'énervement qui en résulte devant vaincre chez lui toute résistance. Une fois son éducation terminée, il sera en état de figurer dans un cirque ou un hippodrome et de recueillir les applaudissements des spectateurs.

Tel est précisément le procédé qu'emploiera l'hypnotiseur envers son élève pour en faire, par exemple, un *bachelier*.

Il l'exercera tout d'abord à apprendre les choses comme on le fait d'habitude, mais, s'il trouve sa mémoire ou sa volonté rebelles, il aura recours à l'artifice de l'insomnie; je veux dire qu'il remplacera son sommeil naturel par le sommeil magnétique, pendant lequel on dort tout éveillé. Profitant alors de l'ascendant qu'il aura pris sur lui, il lui inoculera les réponses à faire aux questions qui figurent sur le programme, de telle sorte que le candidat pourra se présenter à ses examens avec d'autant plus d'assurance qu'il sera sûr d'avance de recueillir les suffrages de ses juges.

Cette méthode d'enseignement n'est-elle pas bien réellement du dressage?

L'hypnotiseur, du reste, se montrera en cela fidèle à son système, qui est de réduire l'homme au rang de l'animal. Soyez sùr en effet qu'il aura déjà appris à son éléve qu'au lieu d'avoir eu Adam et Ève pour premiers parents son grand-père a été un singe et sa grand'mère une guenon, le Darwinisme étant le digne préparateur à l'Hypnotisme.

J'ai supposé jusqu'à présent que la santé de l'élève avait résisté à cette série de suggestions, mais, d'après ce que nous savons de l'ébranlement qu'une seule séance peut imprimer au système nerveux, il n'est pas impossible qu'il tombe malade. Quelle sera sa maladie? Je crains bien qu'elle ne soit du genre de celles qu'on traite spécialement à Charenton.

Mais enfin j'admet que son éducation s'est terminée sans entraves. Que-sera t-il lui-même? Je me trompe fort, ou il représentera une sorte d'être hybride, dans le genre des « Phénomènes » qu'on montre sous le nom de *Bêtes Curieuses*, lequel pourra réunir les talents du chien Munito et du canard de Vaucanson : en tout cas, ce ne sera pas un homme.

L'HYPNOTISME MIS EN OPÉRETTE A L'HOPITAL DE LA CHARITÉ

Un triomphe manquait à l'hypnotisme, celui d'être mis en opérette et joué dans un de nos grands hôpitaux de Paris par les malades eux-mêmes, sous la direction de leur médecin. Ce triomphe, il vient de l'obtenir à l'hôpital de la Charité, et il le doit au docteur Luys, médecin de cet hôpital, qui en a ouvert largement les portes, tandis qu'à la Salpêtrière elles avaient été simplement entre-bâillées. Il y en a déjà eu plusieurs représentations. La principale a eu lieu le 30 octobre dernier, devant cette assistance d'élite qu'on nomme le « Public des Premières ». Aussi tous les journaux en ont-ils rendu compte, quelques-uns même dans leur Courrier des theâtres.

Parmi ces journaux le *Matin* est celui qui m'a paru en avoir donné la relation la plus complète et la plus exacte. Non pas que j'aie pu en juger par moi-même, étant alors absent de Paris, mais j'avais été témoin de toutes les expériences qui y sont relatées, dans le salon même de mon confrère, où il donne de temps en temps des séances d'hypnotisme à l'usage des gens du monde. Or, tout ce que rapporte le *Matin* est entièrement d'accord avec ce que j'ai vu. C'est donc son récit qui va me servir de *libretto.*

LE LIBRETTO

Je dis le « libretto ». C'est que telle est la forme que le rédacteur du journal a donnée à son compte rendu, ainsi du reste qu'on va en juger, car je vais le reproduire intégralement *sans déplacer un mot ni retrancher une syllabe.* Seulement, comme cet article est un peu long, je le découperai en petits chapitres, précédés chacun d'un mot d'en-tête, de manière à en faire mieux saisir l'ensemble et l'enchaînement.

LES INVITATIONS

« Il y a quelques jours, dit le chroniqueur du MATIN, nous eûmes le plaisir de rencontrer le docteur Luys, savant aussi affable qu'illustre.

« Notre entretien ne tarda pas à rouler sur les travaux remarquables que le docteur a entrepris pour démontrer expérimentalement l'action des médicaments à distance sur les sujets en état d'hypnotisme, et qui sont au moment actuel la préoccupation du monde médical.

« Comme nous lui demandions des détails pour les lecteurs du *Matin*, le docteur Luys nous répondit :

« Venez donc un jour voir mes expériences, elles « sont curieuses et vous en diront plus que je ne pour« rais le faire moi-même. »

« Nous n'eûmes garde de manquer à l'aimable invitation, et voilà comment nous nous sommes trouvé dans l'amphithéâtre de la Charité. »

LA SALLE

« Cet amphithéâtre, en temps ordinaire, bien que petit, est suffisant pour les auditeurs — internes, externes et étudiants — qui viennent écouter les cliniques des médecins de l'hôpital, mais hier il eût fallu l'agrandir dans de grandes proportions pour qu'il pût renfermer toutes les personnes qui se pressaient pour assister aux démonstrations du docteur Luys.

« Beaucoup d'entre elles ont dû rester dans les couloirs et se contenter d'entendre sans voir ce qui se passait dans la salle. »

L'HYPNOTISEUR

« L'entrée du maître est saluée par de chaleureux applaudissements.

« Grand, fort, les yeux dénotant une vive intelligence, le docteur Luys remercie l'auditoire dans un petit speech bien tourné.

« Une ére nouvelle a été ouverte, dit-il, à la méde-
« cine par la découverte des phénomènes hypnotiques,
« et il faut reconnaître que les progrès de cette science
« sont dus aux savants français et surtout à M. Char-
« cot, qui en a été l'initiateur.

« Les conséquences de l'hypnotisme sont très graves
« et peuvent amener des changements terribles dans le
« chapitre des responsabilités au point de vue légal.

« Il faut donc étudier cette nouvelle science avec
« beaucoup de sagesse. »

« Pour lui, il croit avoir trouvé des faits nouveaux, dont il ignore la cause, mais qui ne peuvent être niés lorsqu'on a assisté à ses expériences.

« Et, allant au-devant d'une accusation que le public jette souvent à la face des praticiens de l'hypnotisme, il se défend énergiquement de tout charlatanisme. »

LE BONIMENT.

« Après ce préambule, le docteur Luys indique le but de sa leçon.

« Il s'occupera des émotions.

« Elles existent, le fait n'est pas niable, les preuves abondent.

« L'homme qui se rend au théâtre sait parfaitement que la pièce qu'on va représenter devant lui est une fiction, et cependant, si cuirassé soit-il, à un moment donné il ne peut s'empêcher de prendre part à l'action qui se déroule et d'être empoigné. C'est l'effet de l'émotion.

« Il en est de même lorsqu'un Français, revenant de faire un voyage à l'étranger, rentre en France. A la vue du drapeau, de ce vulgaire calicot à trois couleurs, il est saisi, malgré lui, au cœur, d'un violent sentiment qui s'empare de sa personne et l'agite.

« Ces phénomènes constituent la vie émotive.

« Le docteur Luys a cherché à déterminer l'émotion chez le sujet incapable de la rencontrer, si elle ne lui a pas été imposée pour ainsi dire par la volonté de l'expérimentateur.

« Il fait observer que des régions spéciales du cerveau, régions scientifiquement déterminées, sont le siège des émotions humaines. Des phénomènes auxquels ces émotions donnent naissance sont automatiques et se traduisent par des mouvements des muscles, de la face, par des gestes et par des attitudes particulières du corps. Ils sont indépendants de la volonté.

« C'est ce que le docteur Luys prouvera en obtenant tout à l'heure des manifestations de tristesse et de joie à l'aide de substances médicamenteuses.

« Le sujet est une femme nommée Esther, dont il s'est servi pour de nombreuses expériences et qu'il a fait photographier dans diverses situations hypnotiques qui vont être reproduites sous nos yeux.

« Les spectateurs s'arrachent ces photographies.

« Cet exposé théorique terminé, le docteur Luys nous annonce qu'Esther ayant été impressionnée la dernière fois par les nombreux assistants et n'ayant pas.

par suite, répondu à ce qu'il était en droit d'attendre, il va l'amener tout endormie. »

UN ENTR'ACTE

« Mais avant, ajoute-t-il, vous me permettrez de vous « citer un cas extraordinaire...

« Dans mon service se trouve une malade — Ga- « brielle — qui, entraînée par l'exemple des autres « femmes, s'est donné des injections de morphine.

« L'aiguille s'est brisée dans le bras, Gabrielle l'a « gardée pendant trois ou quatre jours, mais, crai- « gnant un phlegmon, elle me pria de la lui retirer. « A ce moment passait le docteur Segond, chirurgien, « dont le grand talent est reconnu partout. Je lui de- « mandai s'il voulait faire l'opération, ce qu'il accepta, « mais je lui proposai en même temps de mettre Ga- « brielle en catalepsie pour constater ce que dans cette « situation elle ressentirait.

« L'expérience était toute nouvelle. Le docteur Se- « gond et moi nous la tentâmes et je dois dire qu'elle « a parfaitement réussi.

« Le docteur Segond fit son opération en prenant « tout le temps qu'il jugeait nécessaire. Il fit au bras « une incision assez profonde.

« Lorsque l'aiguille fut extraite, le bras fut bandé « et je réveillai Gabrielle, qui nous déclara qu'elle « n'avait senti aucune douleur, ce que nous avions « d'ailleurs parfaitement remarqué.

« Voilà donc un cas d'insensibilité définitivement « constaté qui permettra aux docteurs d'empêcher « leurs malades de souffrir, mais il faut bien remar-

« quer qu'il n'est applicable qu'aux personnes sus-
« ceptibles d'être hypnotisées. »

ESTHER, PREMIER SUJET.

« Cet ENTR'ACTE[1] fini, le docteur Luys va chercher son sujet, Esther.

« C'est une jeune femme d'une vingtaine d'années, fort maquillée, en l'honneur du public sans doute, avec une admirable chevelure d'un blond vénitien.

« Elle arrive en état de catalepsie.

« Le docteur Luys nous montre alors un tableau indiquant les différents états de l'hypnotisme avec leurs résultats.

« Le premier est la Léthargie : placidité générale du système musculaire ; hyperexcitabilité nervo-musculaire.

« Le second est la Catalepsie : état séreux du muscle ; attitude passive ; émotion centripète par la vue, le geste ; hallucination.

« Le troisième est le Somnambulisme lucide : le sujet entend et répond ; crédivité spéciale inconsciente ; délire quelconque ; période de suggestion à échéance[2]. »

LE PETIT JEU OU LA PANTOMIME

« Esther, avons-nous dit, a été amenée en état de catalepsie. Le docteur Luys nous avertit qu'elle va exprimer un sentiment de colère.

1. Je souligne le mot ENTR'ACTE, tant je tiens à ce qu'il soit bien compris que c'est le rédacteur de l'article qui a donné à la conférence la forme d'un spectacle qu'elle avait du reste réellement.

2. Voilà trois définitions dont j'aurais bien besoin qu'on m'inoculât par suggestion l'intelligence, car je n'en comprends pas le premier mot.

« Il étend le bras droit et ferme le poing au sujet, dont la figure devient aussitôt menaçante et dont les yeux s'ouvrent démesurément.

« Tout aussitôt le docteur Luys prend le bras d'Esther, lui porte la main à la bouche, et immédiatement elle envoie des baisers, et son visage respire la joie.

« Elle se rappelle de douces émotions », dit en souriant le docteur Luys.

« Tout à coup le docteur Luys place son index devant les yeux de la jeune fille. Le doigt décrit des cercles en l'air, la jeune fille le suit avec la plus grande attention. Elle se figure que c'est un oiseau qui vole et, quand l'index du docteur vient se poser dans sa main, elle fait le mouvement de caresser l'oiseau.

« Passant à l'opposé, le docteur Luys indique des cercles à quelques centimètres de terre, le visage d'Esther se rembrunit. Elle croit avoir affaire à un serpent.

« Pendant longtemps, dit le docteur Luys, on a cru « que nous agissions par un *moi* unique. L'hypnotisme « nous démontre la fausseté de cette théorie.

« Ainsi, en appuyant près de l'œil droit, le côté gau« che indique la joie ; si en même temps on appuie « près de l'œil gauche, le côté droit est triste. On a « donc tout à la fois un visage joyeux et triste, ce « qui prouve sans conteste que nous n'obéissons pas à « un seul moi. »

LE GRAND JEU, OU L'EXERCICE DES TUBES

« Mais où les expériences du docteur Luys sont véritablement extraordinaires, c'est lorsqu'il se sert des médicaments à distance.

« Tous ces médicaments sont contenus dans des tubes en verre hermétiquement fermés.

« Au contact de 50 grammes d'eau, une contraction complète du visage s'est opérée et Esther a donné des signes d'hydrophobie.

« Elle a paru dans un état d'ivresse sous l'influence de 10 grammes de cognac.

« Le docteur Luys raconte que le résultat qui l'a le plus frappé, et auquel il ne s'attendait point, est la turgescence du cou.

« Employant de nombreux médicaments sans savoir ce qu'il en obtiendrait, il se servit un jour d'essence de thym.

« Le tube, placé dans le cou, au-dessous de l'oreille gauche, a fait devenir la face pourpre, et les bras se sont raidis; l'effet des contractures était d'une force de 20 et 25 kilos.

« L'expérience, répétée devant nous, a merveilleusement réussi, et le cou, de 31 centimètres, est parvenu à 35.

« L'état d'Esther dans cette situation faisait mal à voir.

« Vous me permettrez, dit le docteur Luys, de ne
« point laisser cette pauvre fille dans cette situation,
« qui est terrible et où sa vie est en danger.

« Je vais — et ce sera la fin — la mettre en gaieté.
« Il est bon d'ailleurs de ne jamais laisser un sujet sous
« l'impression d'une tristesse.

« Pour cela il faut faire passer en somnambulisme
« lucide Esther, qui est en catalepsie.

« En somnambulisme lucide, elle entendra et

« répondra aux diverses questions qu'on pourra lui « adresser.

« Mais je dois vous avertir qu'Esther a un goût très « prononcé pour le théâtre et qu'elle adore une opé- « rette, la *Mascotte.*

« En état de somnambulisme, sa manie est de chan- « ter les airs populaires de cette pièce. »

LA MUSIQUE

« L'événement donne raison au docteur Luys. A peine a-t-elle quitté la catalepsie, qu'Esther se frotte les yeux, comme pour se réveiller; elle semble renaître à une vie nouvelle; elle se lève de son fauteuil et s'élance vers le docteur Reclus.

« Où vas-tu? » dit le docteur Luys.

« Ah! toi, fiche-moi la paix. »

« Et gravement, le docteur Luys se retournant vers l'auditoire : « Ne faites pas attention, quand elle est « dans cet état-là, elle tutoie tout le monde. »

« Esther au docteur Reclus :

« Il y a longtemps que je ne t'avais vu. Viens avec « moi, nous allons faire Pippo. »

« Le docteur Reclus se refusant à jouer ce rôle de la *Mascotte*, elle s'empare du docteur Segond, qui se trouvait à côté, et le mène de force dans le fauteuil.

« Elle l'y installe de son mieux et l'embrasse, aux grands éclats de rire des spectateurs.

« Toi, tu es Pippo, » dit-elle.

« Et continuant :

« Je vais faire le tour de la société pour que chacun « paye sa place. »

« Elle fait comme elle dit, mais, arrivée devant le docteur Reclus : « Toi, je t'embrasserai, s'il le permet », et c'est le docteur Segond qu'elle montre du doigt.

« Quant à ce dernier, Esther lui adresse les paroles suivantes, qui montrent bien le monde auquel elle appartient : « Toi, tu ne payeras pas ta place, c'est moi « qui te l'offre. »

« Allons, chante », dit le docteur Luys. Et il pose dans le cou d'Esther un tube contenant du haschicsh.

« Esther entonne d'une voix très forte, juste et jolie, ma foi :

Un baiser est bien douce chose,
Tu le sais, sur leur lèvre rose,
C'est avec ça que les mamans
Consolent....

« Ici le docteur enlève le tube et la voix s'arrête instantanément.

« Le tube est rapproché assez près du cou et Esther reprend avec une voix moins forte.

les petits enfants.
Dans tous les pays de la terre
Est-il rien qui soit si charmant?

« Le tube s'éloigne et la voie diminue, tout en continuant :

Baiser de sœur, baiser de mère,
Baiser d'époux, baiser d'enfant.

« Le tube s'éloigne de plus en plus et la voix va toujours en s'affaiblissant, jusqu'à extinction en terminant la chanson :

Cela veut dire que l'on s'aime,
C'est le premier vers d'un poème.
Prends donc vite un doux baiser;
Je n'ai rien à te refuser.

« Et, en disant ces deux derniers vers, elle se tourne vers le docteur Segond — son Pippo — en lui lançant de chaleureux baisers.

« Cette expérience a été la dernière. Le docteur Luys a réveillé Esther. »

MORALITÉ DE LA PIÈCE. — LE MOT DE LA FIN

« A ce sujet il a fait remarquer que les jeunes docteurs devaient user le moins possible de l'hypnotisme et ne devaient jamais endormir un sujet qu'en présence d'un tiers, et qu'il fallait apporter le plus grand soin pour le réveiller.

« *Car il arrive assez souvent qu'on lance un sujet encore en somnambulisme lucide sur la voie publique. Il est alors susceptible de commettre des vols et des actes encore plus graves, tout en étant en état d'irresponsabilité le plus complet.* »

« Cette séance prend fin sur ces paroles. La salle se vide et, quand nous passons devant Esther, nous lui disons :

« Mademoiselle, vous savez que vous avez embrassé
« le docteur Segond.

« C'est pas vrai ; fumiste, va! »

— Tel fut le « Mot de la fin », digne clôture de scènes dont la vraie place était, non dans un hôpital, ce sanctuaire dont le médecin est le grand prêtre, mais aux

Funambules, ou plutôt dans un de ces endroits qu'une plume qui se respecte se refuse même à nommer.

LES SUPERCHERIES DES HYPNOTISÉES

Il m'a fallu un certain courage pour reproduire jusqu'au bout le compte rendu de l'étrange et scandaleux spectacle qui a été donné dans l'amphithéâtre d'un hôpital. L'amphithéâtre! Mais chacun de nous sait par cœur le célèbre distique qui figure au frontispice de la grande salle des cours de l'École de médecine :

> Ad cædes hominum prisca amphitheatra patebant;
> Ut longum discant vivere nostra patent.

« Les anciens amphithéâtres étaient ouverts pour le « meurtre des hommes; les nôtres s'ouvrent pour leur « apprendre à vivre longtemps. »

Comment donc l'avoir oublié? Il semble cependant que quelque précepte analogue plane au-dessus de tout hôpital, rappelant ainsi à la fois le respect dû à la souffrance et la mission de la soulager.

Il y a donc eu là erreur de lieu; j'ajouterai : il y a eu de plus erreur d'époque. C'est que nous ne sommes plus au temps où l'on faisait jouer les *Mystères de la Passion* sur des tréteaux par des Marionnettes.

Mais enfin, puisque nous voici en face de ce qu'on nomme un « fait accompli », voyons quelle en est la valeur et quelles conséquences il peut entraîner.

Je poserai donc la question que voici :

Les phénomènes dont nous venons d'être témoins sont-ils réellement authentiques, ou y a-t-il supercherie de la part des *exécutants*?

Je souligne le mot « exécutants ». C'est que je tiens à déclarer de la manière la plus nette, mais pour ne pas y revenir, que la personnalité du docteur Luys n'est aucunement en cause. Seulement son pavillon ne couvre pas sa marchandise, en d'autres termes, sa bonne foi ne garantit nullement celle des autres. Si donc il y a supercherie, il en est le premier la dupe.

J'avais besoin de cette déclaration, car ne perdons pas de vue que c'est lui-même qui a soulevé ce débat, dont la portée est immense, puisque la science et la conscience humaines en sont l'enjeu. Si donc je ne pouvais m'exprimer librement, de peur de froisser mon confrère, il n'y aurait plus de discussion possible.

Cela bien établi, je reviens à la question que j'avais posée, et j'y réponds :

Oui, je crois qu'il y a supercherie. Dans quelle mesure? Je l'ignore. *Il peut très bien se faire qu'il y ait dans tout cela quelque chose de vrai*, mais j'affirme que l'élément fantaisiste y occupe la plus large place. C'est, du reste, ce qui va ressortir de l'exposé de certaines particularités que je vais relever.

Mais, avant d'aller plus loin, commençons par faire connaissance avec celle qui va en être le premier sujet.

Nous savons déjà qu'elle appartient au monde où l'on se tutoie en s'abordant, où l'on se maquille, où l'on parle l'argot, et que son hystérie est du genre de celles qu'on nomme *libidineuses*. C'est de plus une habituée des petits théâtres, connaissant tous les trucs de la *Relâche par indisposition;* elle est même tellement rompue au métier qu'elle s'est fait photographier dans tous ses principaux rôles. Enfin elle porte un nom qui a eu, depuis longtemps déjà, du retentissement sur la scène: elle s'appelle Esther! Mais, qu'elle se rassure, elle n'a pas à craindre qu'on la confonde jamais avec son homonyme de la tragédie de Racine.

Voilà donc celle de qui vont dépendre nos destinées dans ce monde et dans l'autre! Dans ce monde, car, si réellement elle réussit à démontrer qu'on peut nous enlever notre libre arbitre, nous ne sommes plus responsables de rien devant la société. Dans l'autre, car, ce libre arbitre enlevé, nous devenons des êtres inconscients, pour lesquels il ne saurait y avoir ni châtiment ni récompense. Nous avons donc tout intérêt à surveiller ses faits et ses gestes.

Nous savons déjà qu'à cause de ses émotions de la veille on va l'introduire tout endormie. Effectivement la voilà qui entre dans l'attitude du sommeil, mais les yeux tout grands ouverts. Dort-elle réellement?

Je n'en crois pas un mot. Il y a dans son regard et l'aspect de ses pupilles quelque chose qui, pour le médecin, trahit la ruse et le mensonge. Aussi, quand elle se met à exécuter ses exercices et que, hantée soi-disant par les suggestions, elle se lève, marche, embrasse celui-ci, rudoie celui-là, fait, en un mot, tout ce que nous lui avons vu faire, je me figure assister à un divertissement de Colin-Maillard, moins le classique bandeau.

Il y a mieux encore.

Notre confrère est si parfaitement convaincu de la loyauté de son hypnotisée, qu'il annonce à haute voix,

ELLE PRÉSENTE, les prodiges qu'elle va opérer. « Elle fera ceci, puis après elle fera cela. » Soit! Mais ce que je viens de dire de ses yeux, je le dirai de ses oreilles. Qui nous garantit qu'elle n'entend pas?

Moi, je crois qu'elle entend parfaitement. Seulement, elle est plus fine que ce pauvre conscrit qui faisait également le sourd devant le Conseil de Révision. Le président, voyant qu'il ne répondait à aucune question, lui dit d'un ton paterne : « Vous êtes donc bien positivement sourd, mon pauvre garçon? — Hélas! oui, Monsieur le président. — Et y a-t-il longtemps? — Depuis ma naissance. — Ainsi vous n'entendez rien de ce que je vous dis? — Pas un traître mot. »

Il importe assez peu du reste qu'elle voie ou qu'elle entende, l'habitude de répéter toujours le même rôle pouvant très bien suppléer à ces deux facultés. Ainsi, lorsqu'il y a dix-huit mois (mai 1886) j'ai assisté à une séance de ce genre chez le docteur Luys, c'était absolument le même programme qu'à la Charité, savoir : la Pantomime, l'Exercice des Tubes et la Musique. J'ai appris depuis que c'était la même exécutante Mlle Esther.

Aussi, dans ces conditions, je me fais fort, cher confrère, de remplacer sans désavantage votre premier sujet. Faites-moi deux ou trois passes, et j'y répondrai par deux ou trois ronflements. Bon! En voilà assez. Je dors! Je dors même d'un tel sommeil que, rien que d'y penser, je me sens déjà somnambule extra-lucide.

Il est cependant un tour, pardon! un exercice, dont je suis moins certain : c'est celui qui consiste à démontrer que chacun de nous porte en lui son Sosie. Comme c'est là le « nœud » de la situation; rappelons dans quels termes le docteur Luys l'a formulé :

« Pendant longtemps, dit-il, on a cru — hélas! je le crois encore — que nous agissions par un *moi* unique. L'hypnotisme nous démontre la fausseté de cette théorie.

« Ainsi, en appuyant près de l'œil droit, le côté gauche indique la joie; si, en même temps, on appuie près de l'œil gauche, le côté droit est triste. On a donc tout à la fois un visage joyeux et triste, ce qui prouve, SANS CONTESTE, que nous n'obéissons pas à un seul *moi*.. »

Drôle de preuve! Ainsi donc, de ce qu'une petite échappée de Saint-Lazare est parvenue à rire d'un œil et à pleurer de l'autre, me voilà dédoublé! Mon unité morale a disparu SANS CONTESTE pour faire place à deux moitiés entièrement indépendantes l'une de l'autre et unies par un simple lien comme les Jumeaux Siamois! Je n'aurais jamais cru au tel pouvoir d'une grimace, d'autant plus que j'en ai vu faire de bien mieux réussies encore à Deburau. Heureusement qu'ici le burlesque le dispute à l'absurde. Passons donc à d'autres exercices, celui des tubes, ou plutôt restons-en là.

Oui, restons-en là. Il m'est trop pénible en effet de voir transformer en divertissements de carnaval un problème aussi grave que cette action des médicaments à distance, action qui, dans une certaine mesure, paraît réelle pour quelques-uns d'entre eux; c'est du moins ce qui ressort des communications faites en 1885 au *Congrès de Grenoble* par MM. Burot et Bourru de Rochefort.

Est-ce à dire que, admise comme démontrée, elle

constitue un Prodige de plus à ajouter à tous ceux dont on gratifie si libéralement l'hypnotisme? Je ne le pense pas. Il me semble au contraire qu'envisagée d'une manière générale, sans spécifier tel ou tel cas, elle peut être expliquée naturellement par l'une des deux hypothèses que voici :

Ou bien la personne est tellement impressionnable que la pensée seule qu'on va faire sur elle quelque chose d'extraordinaire pourra lui en produire les effets. C'est ce qui est arrivé à l'Hôtel-Dieu sur un malade à qui Dupuytren allait pratiquer l'opération de la taille.

L'éminent chirurgien, après avoir indiqué aux élèves le point où allait porter l'instrument, joignit le geste à la parole et toucha ce point avec le doigt. Mais le malade, croyant sentir déjà la lame du bistouri, poussa un cri terrible, accompagné d'un bond, comme s'il avait été foudroyé par la décharge d'une bouteille de Leyde, et au bout de peu d'instants il succombait.

La seconde manière d'expliquer l'action des médicaments à distance consiste à l'attribuer non plus à l'impressionnabilité de la personne, mais au médicament lui-même. Il en est en effet qui agissent par émanation, un peu comme ce qu'on raconte du Mancenillier : tel est l'aimant.

L'action de l'aimant sur certaines constitutions a été depuis longtemps signalée en médecine. Je connais une dame qui, au voisinage d'un aimant, pâlit, éprouve des frissons et se trouve mal, c'est au point que, si on n'éloignait pas le « corps du délit, » sa vie pourrait être en danger.

Comment ne pas rapprocher ces effets de l'aimant de

ceux que déterminent les tubes du docteur Luys? De même que les aimants artificiels sont les plus puissants, de même aussi la manière dont il combine les ingrédients de ses tubes peut en augmenter encore l'activité. Sans doute tout cela est assez étrange, mais je n'y vois rien pouvant être taxé de merveilleux.

Je me crois donc parfaitement en droit d'appliquer aux Miracles de la Charité plus encore qu'à tous autres ce que j'ai dit des Miracles de la Salpêtrière :

LE SURNATUREL ICI N'EST QUE DU NATUREL PLUS OU MOINS FARDÉ.

L'OPÉRETTE DE LA CHARITÉ JUGÉE PAR L'OPINION

Maintenant que j'ai dit ce que je pensais de l'opérette jouée à la Charité, voyons comment elle a été jugée par l'opinion. Je passe donc la plume aux rédacteurs des journaux qui en ont parlé.

Ce n'est point à la presse dite « religieuse » que j'emprunterai, à titre de specimen, le compte rendu de la pièce, mais à un journal qu'on n'accusera certainement pas de cléricalisme : c'est au *Gil Blas*. Voici l'article. Il est signé E. LEPELLETIER et a pour titre :

LES NOUVEAUX DIEUX

« Vous passez auprès d'un édifice au porche noir. Là des gens stationnent comme des marchands de billets ou des camelots à la porte d'un théâtre. Le long du trottoir, des voitures rangées. Un gardien de la paix de planton devant l'entrée. Un bruit musical, suffisamment rythmé, sort du bâtiment haut et sombre. Vous prêtez l'oreille. Bientôt vous reconnaissez l'air, qui arrive à demi étouffé à travers l'épaisseur des murs. Une voix de femme, aigrelette, scande : « J'taime mieux qu'mes dindons...ons!... » Vous dites : « Tiens! un nouveau café-concert! Est-ce que Paulus en est?... » Vous levez les yeux, vous reconnaissez la Charité. Ces gens qui piétinent dans l'ombre du porche sont des malades attendant qu'on ait fini là-haut de chanter la *Mascotte* pour entrer à l'hôpital et faire panser leurs plaies.

« Ce concert macabre n'est pourtant point jeu de carabins en goguette. C'est une expérience scientifique, s'il vous plaît. Le Paulus de l'endroit préside en cravate blanche, quelques ordres étrangers à la boutonnière; entre-temps, il présente avec force boniments ses femmes les plus hystériques. On applaudit parmi l'auditoire élégant et blasé qui vient chercher là des émotions neuves et d'inédites sensations. Les femmes du monde sont au premier rang. Elles se bousculent aux expériences du docteur Luys pour se faire brutaliser l'imagination. Le soir, elles iront se faire madrigaliser par l'*Abbé Constantin*. Ne sont-elles pas les Messalines de la névrose?

« Aussi bien nul ne s'offusque de voir la *Mascotte* représentée à la Charité par des artistes ayant pour régisseur l'interne de service, et à qui la réplique sera donnée, le lendemain, par le scalpel de l'anatomiste. Après le théâtre, l'amphithéâtre. Les Folies-Dramatiques ont pour succursales les Folies-Cliniques. Le Cirque est dépassé par l'opérette, et les gladiateurs de la science doivent savoir tomber avec grâce et en mesure, au signal du chef de service devenu chef d'orchestre. Parisiens décadents et mondaines névrosées sont là pour être divertis.

« Passe encore pour ces exhibitions de la souffrance en musique dans les salons tout dorés, encombrés de bibelots coûteux, où nos médecins à la mode font la manche. Mais prendre l'hôpital pour un tremplin, changer les lits de misère en tréteaux, donner aux gémissements des moribonds l'accompagnement des flonflons de Planquette, et remplacer cyniquement le rideau joyeux qui se lève sur la bouffonnerie promise par le drap tragique que l'infirmière vient rabattre sur le menton des morts, c'est en vérité abuser de l'autorité que donnent dans un siècle sans foi la puissance de la crédulité scientifique et la force de la superstition ambiante.

« Notre époque, qui ne croit plus et qui se raille lorsqu'on lui conte les miracles rapportés par les Écritures, s'incline aujourd'hui devant trois ou quatre Paulus, cravatés de blanc, plus ou moins officiers de la Légion d'honneur, et exhibant, comme preuve de leur divinité laïque, des parchemins et des certificats de Facultés. Voilà les dieux modernes ! Ils en sont encore à la période où les athées n'osent pas se produire.

« Quand vous essayez timidement de contester quelque point secondaire des miracles accomplis par nos thaumaturges contemporains, on ne vous reproche point, comme jadis, de n'avoir pas la foi; on vous dit simplement : « Vous êtes un ignorant ! » Et cela suffit. L'accusation est forte, dans un âge où les bacheliers sont plus nombreux que les myopes et où la moindre gamine échappée des écoles est capable de vous dire, sans se tromper, le petit nom de Sésostris. L'épithète d'ignorant équivaut à une condamnation à l'opprobre de ses concitoyens et aussi à la misère. Neuf fois sur dix, on aime mieux passer pour instruit et paraître discuter sérieusement les jongleries de ces médicastres acceptés par l'Institut.

« Car il faut un indiscutable courage pour nier les religions qui commencent. Tacite, bien que sénateur et historien destiné à un certain succès, n'a parlé que timidement d'un nommé Christ troublant la Judée par ses miracles au temps de Tibère. Tacite prévoyait qu'un jour ce Christ-là sauverait son empereur et que ses compagnons gouverneraient le monde.

« Il passait pour hardi celui qui, au temps de Molière, osait s'attaquer aux médecins. Aujourd'hui il faut plus que de la hardiesse : les médecins sont dieux. Ils fondent la religion de l'absurde ; ils proclament l'Évangile de l'impossible ; ils propagent le dogme du merveilleux.

« D'habiles gens, en vérité! Ils savent que le merveilleux est inné au cœur de l'homme!... Sans doute nos hypnotiseurs et nos suggestionneurs à la mode sont des savants: mais combien peu la différence est grande entre eux et les dieux qu'on connaît et les banquistes qu'on révère!

« Ainsi que les dieux, ils commandent à l'âme humaine et disposent à volonté des sentiments les plus intimes de ceux qui leur sont soumis. Comme Laroche ou Delille, physiciens populaires de Saint-Cloud ou de Neuilly, ils produisent dans les bras de leurs sujets la rigidité cataleptique et provoquent le phénomène de la double vue. Comme eux, ils font désigner par le sujet endormi l'heure qu'indique l'aiguille de votre montre ou la personne la plus amoureuse de la société. Mais Delille ou Laroche avouent, la représentation terminée, qu'ils ne sont que des saltimbanques. Les Robert-Houdin de l'Académie de médecine n'avouent pas. C'est là toute leur force.

« Voilà donc ce qu'on a fait de la médecine à notre époque : un art de charlatan, une concurrence aux divertissements forains! Demain sans doute nous apprendrons que le docteur Luys, ou tout autre nécromant, change le spectacle de la *Mascotte* et donne à la Charité le grand ballet du quatrième acte de *Robert*, avec tout le personnel du Père-Lachaise arraché de ses caveaux sur un signe du très puissant hypnotiseur.

« Où s'arrêter, en effet, une fois lancé sur le grand chemin de l'impossible?

« Le docteur Luys et ses congénères soutiennent qu'ils peuvent forcer une femme à embrasser, malgré elle, un monsieur, et à l'assassiner ensuite. L'expérience a été faite plusieurs fois aux applaudissements des badauds. Si l'on embrassait pour tout de bon, on assassinait pour rire, toutefois.

« Un pareil pouvoir est grave. Qui donc oserait désormais livrer à la justice un coupable? La suggestion ne serait-elle pas la grande et légitime excuse?

« Allez donc condamner l'adultère, punir le vol et envoyer à la guillotine un assassin, lorsque ces savants officiels viennent vous dire qu'ils peuvent faire d'une honnête femme une coureuse et d'un homme probe un voleur, rien qu'en soufflant dessus? Si ces médecins-là disaient vrai, s'ils avaient cette puissance, jamais monstre inventé par les mythologies n'aurait causé pareil ravage dans une société.

« Heureusement il n'est pas besoin de recourir à la massue d'Hercule pour nous débarrasser de ces sangliers qui ont pour marais de Calydon les hospices et les Facultés de médecine. A nous Molière, à nous Rabelais! Le rire est une arme sûre. Contre ces dieux médicaux et leur religion nouvelle l'athéisme le plus redoutable, c'est le ridicule.

« Ils s'imaginent donc avoir inventé quelque chose de nouveau? L'homme n'a peur que de ce qui le surprend. Démontrons que cette suggestion dont on fait tant de bruit est aussi antique que le monde, et nous aurons l'avantage. Le serpent de la Genèse a devancé le docteur Luys.

« Est-ce que l'orateur qui entraîne, persuade et soulève son auditoire, est-ce que le chef qui pousse au danger ses soldats, est-ce que le tribun qui fait lever le pavé des villes à des mains pacifiques d'ordinaire, est-ce que le poète, est-ce que le journaliste même, séduisant cette Ève éternelle qu'on nomme l'opinion, ne pratiquent pas à tout instant la suggestion avec succès?

« La suggestion est éternelle comme la crédulité, comme la faiblesse, comme la bêtise de l'homme et de la femme. Les cabotins de la science n'ont fait que reprendre une vieille pièce. Il nous reste heureusement le droit de siffler. Ce n'était pas la peine, en effet, d'abolir toute croyance, de dépouiller toute foi, de briser tous les dieux, de renverser tous les autels, pour remplacer Jésus-Christ, le vrai, celui du Ciel, par le docteur Luys. »

Que penser de cette Mercuriale? Ma réponse est bien simple. Adoucissez-en la forme, je veux dire, changez en généralités tout ce qui vise la personnalité de mon confrère, et je suis prêt à la signer.

L'HYPNOTISME ET LE LIBRE ARBITRE

Nous voici arrivés au point capital de notre travail, la recherche du mot de l'énigme de l'Hypnotisme.

Nous savons déjà que cette dernière science se borne, jusqu'à présent du moins, à reproduire ce que la maladie et les médicaments déterminent sur le système nerveux. Mais nous n'avons pas encore abordé le problème relatif à l'action qu'un individu arrive à exercer sur un autre individu de manière non seulement à diriger ses actes, mais encore à s'approprier sa volonté.

C'est ce problème qu'il nous faut maintenant essayer

de résoudre, problème d'autant plus grave qu'il met directement en cause notre *Libre arbitre*.

Commençons par rappeler ce grand fait que tous les corps de la nature sont pénétrés d'un agent mystérieux, qui est tout à la fois impalpable, impondérable et invisible. Cet agent, les Anciens l'avaient admirablement défini quand ils disaient : « Un Esprit intérieur vivifie la matière », *Spiritus intus alit*, et « c'est son Souffle qui préside à ses mouvements », *Mens agitat molem*. Aussi l'avaient-ils appelé : l'*Ame de* l'*Univers*.

La science moderne, elle aussi, admet l'existence de cet agent, mais de plus elle a démontré qu'il est le même pour tous les corps, inertes ou vivants, et qu'il ne varie que par ses manifestations. Elle l'a nommé *Fluide électro-magnétique*[1], ou simplement, par abréviation, *Fluide magnétique*, parce que c'est dans l'ambre et l'aimant qu'il est le plus répandu.

Comme ce fluide va jouer un rôle prépondérant dans nos explications de l'hypnotisme, prouvons d'abord qu'il est aussi généralement répandu dans la nature qu'on l'affirme. J'y vois de plus l'avantage de le faire mieux connaître.

Il existe à l'état latent dans l'air que nous respirons, mais, survienne un orage, sa présence se révèlera par l'étincelle de l'éclair et les éclats de la foudre.

Il existe de même à l'état latent dans les corps inertes, mais il suffit chez quelques-uns du plus léger frottement pour le rendre apparent et libre : tels sont précisément l'ambre et l'aimant.

[1] *Electron* en grec signifie ambre et *Magnes* aimant.

On le rencontre également chez les animaux aquatiques, non seulement à l'état libre, mais sécrété parfois en telle abondance qu'on a donné aux animaux ainsi pourvus le nom de *Poissons électriques* : ce sont surtout la torpille, le gymnote et le silure.

Enfin son existence n'est pas moins facile à constater chez les animaux terrestres. Qui ne sait qu'il suffit de passer la main sur le dos d'un chat pour en faire jaillir de petites étincelles?

Et l'homme, car c'est chez lui surtout que nous avons grand intérêt à l'étudier?

Sous ce rapport je suis en mesure de donner des renseignements d'autant plus précis que j'étais interne de Breschet à l'Hôtel-Dieu à l'époque où il entreprit sur les malades de son service ses belles *Recherches sur la Chaleur et l'Électricité animales*. Elles ont donc été exécutées non seulement en ma présence, mais avec mon concours. Or voici ce que nous avons constaté.

Le fluide magnétique existe d'une manière très sensible dans tout le corps de l'homme, mais inégalement réparti. Les endroits où on le rencontre en plus grande quantité sont les deux centres nerveux appelés cerveau et moelle épinière, ainsi que le trajet des nerfs qui en émanent, où il forme une véritable couche.

Voilà donc un premier fait parfaitement établi.

Breschet, poussant plus loin ses investigations, est arrivé à démontrer que le fluide magnétique existe en quantité inégale chez les divers individus. Il en est qui n'en renferment que des traces : d'autres, au contraire, en sont comme saturés ; c'est là le caractère des tempéraments dits *nerveux*.

Voilà donc un second fait non moins bien établi que le premier.

Si maintenant nous rapprochons ces deux faits des importants travaux du professeur Charcot sur l'Hystérie, nous en arrivons à conclure que l'hystérie n'est autre que la manifestation du fluide magnétique qui fait partie de notre être. Plus ce fluide sera abondant, plus l'hystérie sera développée : il y a donc là une véritable relation de cause à effet, déterminant des actes proportionnels.

Ce fluide, que j'appellerais volontiers *fluide hystérique*, pour mieux en spécifier encore la nature et le rôle, détermine quelquefois au sein de l'économie, comme au sein de l'atmosphère, de véritables orages : c'est ce qu'on nomme des *Attaques de nerfs*. Mais d'habitude il reste à l'état latent, et, pour l'en faire sortir, il faut recourir aux pratiques du magnétiseur.

Ces pratiques, nous les connaissons. Mais ce que nous n'avons pas dit, c'est la manière dont elles s'emparent de ce fluide et le mettent en mouvement. Essayons de jeter quelque lumière sur ce point jusqu'à présent si profondément obscur.

Nous venons de dire que le fluide magnétique forme autour du système nerveux une véritable couche, mais cette couche n'est pas la seule. Il y a le fluide nerveux qui en forme une également, mais beaucoup plus importante et plus intime, puisqu'elle sert d'intermédiaire et de véhicule à ce principe immatériel qu'on nomme la pensée.

Dans quel état se trouvent ces deux couches, l'une par devers l'autre?

Il suffit, pour s'en rendre compte, de se rappeler ce que nous avons dit des nerfs vertébraux[1]. Bien que formés chacun par deux racines, l'une sensitive et l'autre motrice, réunies en un seul tronc, ces nerfs conservent néanmoins la complète indépendance de leur sensibilité et de leur mouvement, parce qu'il y a simplement juxtaposition et non fusion des racines chargées de les transmettre.

Même disposition physiologique pour le fluide magnétique et le fluide nerveux; ils sont simplement juxtaposés et non fusionnés. Mais où la différence commence, c'est au point de vue psychologique.

Ne perdons pas de vue que le fluide nerveux est l'agent de transmission de la volonté. Or, comme la volonté est libre et doit l'être d'une manière absolue, le contact du fluide magnétique ne saurait aucunement l'influencer. Ce dernier fluide reste donc à l'état latent, je pourrais dire silencieux, tant que l'individu continue de le tenir en respect. Mais, du moment où il le livre à l'ennemi, en d'autres termes, où il se met lui-même à la disposition de l'hypnotiseur, la suggestion commence et la liberté s'évanouit.

Celui-ci, en effet, débute par engourdir le fluide nerveux du sujet en le plongeant dans le sommeil. S'emparant alors de son fluide magnétique, ainsi délivré de ses liens, il le manœuvre avec la même aisance que les autres fluides du même genre, celui de la pile voltaïque, par exemple, se servant des nerfs comme de fils conducteurs. Seulement, comme ces nerfs sont en

1. Voir page 80.

communion intime avec l'intelligence, la sensibilité et le mouvement, il pourra reproduire à son gré tous les Prodiges qu'on admire tant à la Salpêtrière.

La preuve que le fluide de la pile et le fluide hystérique sont bien réellement ici les mêmes facteurs, c'est que, soumis tous les deux aux mêmes épreuves, ils donnent les mêmes résultats.

Ainsi, quand vous interrompez le courant de la pile, l'action du fluide cesse de se produire; le rétablissez-vous, elle reparaît immédiatement.

De même, si, réveillant l'hypnotisé, vous rendez à son fluide nerveux son empire, « le masque tombe et l'homme reste ». Mais, si vous l'endormez de nouveau, il perd de nouveau aussi son individualité, et sa volonté cesse d'être la sienne pour redevenir la vôtre.

Ne semble-t-il pas que ces deux fluides, par leur antagonisme, personnifient réellement le Génie du bien et le Génie du mal, le Bon ange et le Mauvais ange?

Quant au petit « jeu » dont nous venons de parler, il réussit d'autant mieux qu'on le répète plus souvent, le fluide nerveux perdant à mesure tellement de son ressort qu'il finira par céder à la première « passe » de l'hypnotiseur. A ce degré, l'individu ne jouit réellement plus de son libre arbitre.

Non, il n'en jouit plus. Mais à qui la faute? Pourquoi s'être exposé ainsi de gaieté de cœur au danger, alors qu'il a été dit : « *Quiconque aime le péril y périra* »?

Voilà pour l'action directe de l'hypnotiseur sur l'hypnotisé.

On s'est grandement étonné que cette action pût s'exercer de même à distance. Et pourquoi? Il n'y a pas de distance pour le fluide magnétiqne. Ne saît-on pas que l'étincelle de la pile met à peine une seconde pour franchir un espace de dix mille lieues, c'est-à-dire pour faire le tour du monde?

On s'expliquera de même comment l'hypnotisé, une fois sorti de son sommeil, n'a aucun souvenir de ce qui s'est passé. C'est qu'il n'a été que l'agent physique de la volonté de l'hypnotiseur. Or un agent physique n'a pas de mémoire. Est-ce que la pile se souvient d'avoir écrit, dessiné, fait de la musique et bien d'autres choses encore sur le continent américain, à l'aide d'un fil qui, parti d'Europe, a franchi l'Atlantique?

Enfin on s'est demandé comment un acte ordonné par l'hypnotiseur pendant le sommeil du sujet sera forcément accompli par celui-ci alors que, réveillé, il ne sera plus soumis à son influence. Ainsi l'hypnotiseur veut que le lendemain à telle heure et à tel endroit le sujet exécute tel acte, et le lendemain, à l'heure dite et à l'endroit indiqué cet acte sera exécuté par lui ponctuellement.

En voici, je crois, l'explication.

Au moment où l'hypnotiseur a suspendu son action, l'ordre était donné et il a bien fallu que cet ordre eût son entier accomplissement, en vertu de ce qu'on appelle la *Suggestion à échéance.* Ici donc l'effet survit à la cause.

Pour faire mieux comprendre encore le phénomène, j'emprunterai un exemple à ce qui se passe dans certains exercices de polygone.

Voici un artilleur à sa pièce. Vous lui ordonnez de suspendre le feu au moment même où il vient de tirer le dernier coup. Fort bien. Mais le projectile lancé par ce dernier coup n'en continuera pas moins de suivre son parcours, jusqu'à ce qu'il ait atteint le but fixé par le calcul.

De même pour l'ordre donné par l'hypnotiseur. Le *coup est parti!* Pour que cet ordre puisse s'arrêter en route, il faut que l hypnotiseur le décommande lui-même. Il lui suffira pour cela d'endormir de nouveau le sujet et de lui suggérer de n'en rien faire. Alors tout sera dit.

Je ne pousserai pas plus loin l'étude de ces questions, car il me faudrait quitter le terrain des faits pour aborder celui des hypothèses, en d'autres termes, remplacer la réalité par la fiction. D'ailleurs ce que j'ai voulu surtout établir, et je crois y être parvenu, le voici :

CHACUN DE NOUS PORTE EN SOI SON *Libre arbitre*, AINSI QUE LES MOYENS DE LE DÉFENDRE. S'IL LE PERD, C'EST QU'IL S'EST EXPOSÉ VOLONTAIREMENT A LE PERDRE.

RÉSUMÉ ET CONCLUSIONS

Nous avons vu, à propos des Prodiges qu'opère à la Salpêtrière le professeur Charcot, que tout l'art de l'hypnotisme consiste à créer la maladie et nullement à la guérir. C'est donc, à ce point de vue, une science pour le moins inutile.

Nous avons vu également, par l'attitude, le langage et les actes de l'héroïne de la Charité, qu'on nous a donnée comme type, que, quelle que soit la part à faire à la supercherie, l'hystérie mise en jeu par la suggestion est avant tout l'hystérie *libidineuse*. Ainsi s'explique, ce que du reste on savait déjà, comment le fond de cette science est l'immoralité.

Enfin, nous avons consacré un chapitre tout entier à montrer les dangers qu'offre l'hypnotisme.

Mais ces dangers ne sont rien auprès de ceux qu'a signalés le Dr Luys dans les exhibitions de son opérette. Citons une fois encore ses propres paroles :

« IL ARRIVE ASSEZ SOUVENT QU'ON LANCE UN SUJET ENCORE EN SOMNAMBULISME LUCIDE SUR LA VOIE PUBLIQUE. IL EST ALORS SUSCEPTIBLE DE COMMETTRE DES VOLS ET DES ACTES ENCORE PLUS GRAVES, TOUT EN ÉTANT EN ÉTAT D'IRRESPONSABILITÉ LA PLUS COMPLÈTE. »

Il arrive assez souvent... ! Ce qui me confond le plus, c'est que tout cela est débité d'un ton grave et solennel, comme étant la chose la plus naturelle du monde.

Vous trouveriez donc tout simple qu'un amateur s'amusât, en manière de distraction, à inoculer la rage à des animaux qu'il lâcherait ensuite dans les rues, se contentant d'avertir les passants d'éviter de se faire mordre ?

Mais ce n'est pas tout. Vous affirmez très sérieusement que celui que vous avez ainsi rendu voleur, au besoin même assassin, doit être déclaré COMPLÈTEMENT IRRESPONSABLE.

Voilà qui est par trop fort ! Car enfin qui donc le forçait à se faire hypnotiser ? Et vous-même, pourquoi y avoir prêté la main, puisque vous en connaissiez les conséquences ? Il faut cependant, contrairement à votre dire, que de pareils crimes ne restent pas impunis. Si ce n'est pas sur lui que doit retomber la responsabilité, c'est donc sur vous.

Non, la société ne saurait ainsi rester sous le coup d'incessantes alarmes, et cela pour satisfaire la curiosité malsaine de quelques-uns. Une science qui est inutile, une science qui est immorale, une science qui est dangereuse, et l'hypnotisme est tout cela, n'est plus une science : c'est un fléau, et un fléau de la pire espèce. Que faire donc pour le réduire à l'impuissance?

L'histoire de ce qui s'est passé pour les *Convulsionnaires de Saint-Médard* nous offre un précédent qui devient ici un enseignement véritable. Qu'on en juge.

Lorsque le gouvernement de Louis XV fit enregistrer par le Parlement la bulle dite *Unigenitus*, lancée en 1713 par le pape Clément XI contre les Jansénistes, ceux-ci crièrent à la persécution et formèrent des conciliabules pour organiser la résistance; mais il leur manquait un point de ralliement. Ce fut la mort du diacre Pâris, l'adversaire le plus ardent de la bulle, qui le leur fournit. A peine fut-il enterré dans le petit cimetière de la paroisse Saint-Médard, que son tombeau devint un lieu de pèlerinage où se manifestèrent des phénomènes de la nature de ceux de l'hystérie, mais caractérisés surtout par des convulsions : d'où le mot *Convulsionnaires*. On croit rêver quand on lit la description qu'en donne Carré de Mongeron, qui en fut tout à la fois historien et acteur, tant on poussa loin l'extravagance!

On ne vit d'abord dans tout cela qu'un piquant spectacle. Mais bientôt l'autorité s'émut, car la maladie

— c'en était réellement une — finit par prendre la forme épidémique, et, après avoir envahi Paris, menaça de gagner la Province.

C'est alors que parut, le 27 janvier 1732, une Ordonnance du roi « *pour fermer la porte du petit cimetière de la paroisse Saint-Médard, avec défense de l'ouvrir, sinon pour cause d'inhumation.* » C'est cette ordonnance qu'un plaisant traduisit par ce distique si connu :

De par le Roi défense à Dieu
De faire miracle en ce lieu.

La mesure eut un plein succès, d'autant plus qu'on arrêta les plus récalcitrants, et bientôt les Convulsionnaires passèrent à l'état de légende.

Tel est l'exemple que j'ai tenu à rappeler et d'où je tire les conclusions que voici :

Tant que l'hypnotiseur reste confiné dans ce qu'on nomme le « Champ d'observation de la science », il doit pouvoir en toute liberté poursuivre ses recherches et ses travaux, car il y a peut-être là le germe de quelque grande découverte dont bénéficiera l'humanité : mais, du jour où il en sort et surtout où il y admet les *profanes*, il importe que l'autorité se souvienne qu'elle est chargée, non seulement de la police des rues, mais de l'état sanitaire de la population.

Comment ! vous faites bien des visites à domicile pour surprendre des joueurs qui, en définitive et clandestinement, ne compromettent que leur bourse, et vous hésiteriez à prendre de sévères mesures contre des exhibitions, et quelles exhibitions! qui compromettent des intérêts bien autrement sacrés!

Songez donc qu'au moment où j'écris ces lignes (*décembre* 1887) se déroulent les scandales d'un procès qui ne prouvent que trop combien il est temps de veiller enfin à la *Moralité publique*.

MES ENTRETIENS

AVEC

S. M. L'EMPEREUR DON PEDRO

SUR LE DARWINISME

MON TRAITÉ DE L'HOMME-SINGE

Comme il est bien difficile, pour ne pas dire impossible, de parler soi-même d'un livre dont on est l'auteur, je suis heureux que S. M. l'Empereur Don Pedro ait bien voulu s'en charger dans la circonstance que voici :

C'était en 1877 : il y a juste dix ans. L'Empereur était descendu, suivant son usage, au Grand-Hôtel. Le lendemain même de son arrivée j'étais allé voir un malade qui occupait une chambre voisine des appartements impériaux, lorsque le hasard me plaça face à face avec Sa Majesté au détour d'un couloir. Je m'effaçais pour la laisser passer quand, m'apercevant, elle s'approcha de moi et me dit :

« Pourquoi donc m'évitez-vous, docteur? Vous craignez sans doute que je vous gronde?

« — Moi! Sire, mais en quoi ai-je manqué à Votre Majesté?

« — Vous ne m'avez pas encore remis le volume que vous avez publié sur l'*Homme-Singe*. Vous savez cependant que je vous lis toujours avec grand plaisir.

« — Mais, Sire, je n'ai pas perdu beaucoup de temps. D'abord Votre Majesté n'est arrivée que d'hier, puis je n'avais pas d'exemplaire digne de lui être présenté.

« — Mauvaises raisons que tout cela ! Un livre broché est de lecture plus commode qu'un relié. J'attends le vôtre aujourd'hui même. »

Il va sans dire que je satisfis immédiatement au désir de l'Empereur.

Quelques jours après il me fit prévenir qu'il désirait me voir pour causer avec moi et il m'indiqua une heure. Je le trouvai effectivement qui m'attendait dans son cabinet. Son accueil, comme toujours, fut des plus gracieux.

« J'ai lu, me dit-il, votre travail avec autant d'intérêt que d'attention, mais il s'en faut de beaucoup que nous soyons d'accord sur tous les points : aussi ai-je marqué d'une petite *corne* les pages où nous différons d'avis et souligné au crayon les passages qui nous divisent. Maintenant procédons par ordre, et surtout parlez-moi avec une parfaite liberté. »

Je le lui promis.

L'Empereur alors, feuilletant mon livre et guidé par les petites cornes, m'adressa une série d'objections, ne passant de l'une à l'autre que quand j'avais répondu à la première, et mettant autant de bonne grâce à reconnaître que j'avais raison, quand je le lui avais démontré, qu'il déployait au contraire d'énergie à combattre mon opinion, lorsqu'il était persuadé que j'avais tort.

Jamais, dans le cours de la discussion, l'Empereur ne vous interrompt, mais on voit qu'il vous suit très attentivement des yeux et de la pensée. Parfois il souligne par un petit froncement de sourcils imperceptible le passage de votre argumentation qui le choque. C'est mauvais signe. Souvent alors, dans sa réplique, il dépense une verve à emporter le morceau.

J'ai eu ainsi une demi-douzaine d'entretiens avec Sa Majesté, et cela plusieurs heures chaque fois. Le dernier surtout se prolongea si avant dans la soirée qu'il en résulta pour son ministre plénipotentiaire à Paris, le comte Itajuba, un assez vif désagrément[1].

Qu'on ne s'étonne ni du nombre ni de la durée de ces entretiens. Sait-on combien de feuillets portaient la fameuse petite corne? Je les ai comptés : trente et un. Voilà donc trente et un sujets de controverse. La première corne figure page 5, la dernière, page 316 : or le volume n'a en tout que 320 pages. On peut donc dire qu'il y a passé tout entier.

Mais comment ai-je pu arriver à un chiffre aussi précis, puisque le volume était resté tout le temps dans les mains de l'Empereur?

En voici l'explication.

1. C'était précisément la veille du jour où l'Empereur devait quitter Paris, et le comte Itajuba avait profité de cette circonstance pour donner un grand dîner, suivi d'une grande soirée en l'honneur de Sa Majesté. Mais l'Empereur, dans le feu de la discussion, avait oublié que le dîner était à 7 heures. Vainement l'Impératrice lui fit donner avis sur avis, et même vint le « relancer » : il la laissa partir seule, et ce fut seulement vers huit heures qu'il fut la rejoindre à l'ambassade. Pendant ce temps-là le ministre devait me maudire quelque peu, tout innocent que je fusse, se répétant sans doute cet axiome si cher aux gourmets :

Un dîner réchauffé ne valut jamais rien.

Lorsque, la veille de son départ, je fus prendre congé de Sa Majesté, je lui remis un exemplaire relié de mon livre, mais je lui réclamai en échange celui que je lui avais *prêté*. L'Empereur me le rendit immédiatement. Je lui dis alors :

« Voilà un volume que je conserverai précieusement et qui restera dans ma famille comme une véritable relique, puisqu'il prouve jusqu'à quel point j'ai été admis dans l'intimité de Sa Majesté. Mais toute relique, pour être réputée telle, a besoin d'un certificat d'origine : Sa Majesté daignerait-elle apposer sur la mienne sa signature ?

« — Très volontiers, me répondit l'Empereur, et l écrivit sur le premier feuillet du titre :

D. PEDRO D'ALCANTARA

8 juin 1877.

Après avoir vivement remercié Sa Majesté, j'ajoutai : « Je sais maintenant ce qu'il me reste à faire. Comme je connais à fond l'opinion de l'Empereur sur le darwinisme, puisqu'elle se trouve consignée dans nos entretiens que j'ai eu soin de résumer chaque jour, j'en enrichirai la prochaine édition de mon livre et serai alors en droit d'écrire sur le titre :

Avec la collaboration de Sa Majesté l'Empereur Don Pedro.

« Libre à vous, me répondit en souriant l'Empereur. En tout cas, je n'aurai point à me plaindre d'être en mauvaise compagnie. »

Telles furent les dernières paroles de Sa Majesté.

Rentré chez moi, je me demandai si je ne devais pas profiter de la circonstance pour remettre le darwinisme sur le tapis ou plutôt sur la sellette. J'hésitai d'autant moins qu'on venait précisément de lui donner un regain de popularité par le retentissement qu'avait eu l'érection de la statue de Broca, le plus fervent adepte et le plus ardent propagateur de la doctrine. J'écrivis donc le récit qui précède. Seulement, comme j'aurais cru manquer à toutes les convenances, si je l'avais fait paraître avant d'avoir obtenu l'agrément de Sa Majesté, je lui en fis remettre une copie, la prévenant par un mot que j'irais le lendemain la lui redemander, ainsi que sa réponse.

Le lendemain donc je me présentai à l'heure de ses réceptions. Il était dans son grand salon, entouré d'une assistance d'élite. Aussitôt qu'il m'aperçut, il vint au-devant de moi et me dit en me tendant la main :

« Oui, cher Docteur, je vous accorde toutes les autorisations voulues, et cela avec d'autant plus de plaisir que tout ce que vous avez dit est de la plus parfaite exactitude ».

OPINION DE DON PEDRO SUR LE DARWINISME

Nous voici donc renseignés sur le mode d'argumentation de Don Pedro et sur sa parfaite courtoisie envers ses contradicteurs. Sans doute c'est intéressant à savoir, mais ce qu'il importe bien davantage de connaître, c'est l'opinion de Sa Majesté sur le Darwinisme. Posons donc nettement la question :

L'Empereur est-il ou n'est-il pas darwiniste?

Non, l'Empereur n'est pas darwiniste, du moins dans le sens habituel du mot. Je n'en veux d'autre preuve que le fait que voici.

Nous en étions arrivés, dans l'examen de mon livre, à l'endroit où je cite textuellement la définition donnée par Darwin lui-même des auteurs de notre race, laquelle est ainsi conçue :

« Les premiers ancêtres de l'homme étaient, dit-il, couverts de poils; les deux sexes portaient la barbe: leurs oreilles étaient pointues et mobiles; ils avaient une queue desservie par des muscles propres; leurs pieds, à en juger par l'état du gros orteil, devaient être préhensibles; ils vivaient habituellement sur les arbres, dans quelques pays chauds, couverts de forêts; les mâles avaient de grandes canines qui leur servaient d'armes formidables.... »

L'Empereur, n'y tenant plus, rejeta le volume en s'écriant : « C'est par trop stupide! Parlons de choses plus sérieuses. »

Aussi applaudit-il franchement à cette tirade de mon livre à propos de la réfutation de darwinisme :

« Réfuter le darwinisme! Mais à quoi bon? vous écrierez-vous peut-être. On réfute une théorie hasardée; on réfute une doctrine dangereuse; on réfute même au besoin un système absurde, mais on ne réfute pas des CONTES DE FÉES. »

Enfin Sa Majesté souligna d'un sourire les passages suivants :

« Maintenant que nous voici arrivés au terme de ce travail, certains scrupules se présentent à mon esprit. Je me demande si, en prenant au sérieux le livre de Darwin, ce *livre si fantastique* et *si burlesque*, je n'ai pas été la dupe de quelques mystifications préparées par Darwin lui-même?

« Ce ne serait pas le premier exemple d'un auteur se reposant l'esprit et se détendant en quelque sorte les fibres du cerveau par la composition de quelque œuvre humoristique. Homère n'a-t-il pas fait le *Combat des Grenouilles et des Rats*, Virgile le *Moucheron*, Érasme l'*Éloge de la Folie*, Montesquieu les *Lettres Persannes*? Pourquoi Darwin n'aurait-il pas fait l'*Origine des Espèces?...* »

Mais alors, pourra-t-on se demander, si l'accord a été si parfait entre vous et l'Empereur, sur quels points donc a pu porter le différend?

C'est que, je le déclare dans mon *Introduction :* « Mon travail comprend deux parties: une partie scientifique et une partie doctrinale; ou plutôt ces deux parties n'en font qu'une, car il existe entre elles une solidarité si intime qu'on essayerait vainement de les scinder ». Or c'est précisement sur cette alliance de la partie scientifique et de la partie doctrinale que s'est surtout accentué notre désaccord.

Prenons comme exemple l'*Age du Monde*. Voici comment je m'exprime dans mon traité :

« La longévité des Patriarches permet de renouer en quelque sorte la chaîne des temps et des hommes depuis Adam jusqu'à Moïse. Ce sont eux qui ont été les premiers interprètes de notre histoire, puis la tradition s'est emparée de cette histoire, accrue des faits qui l'ont suivie, pour la transmettre et la perpétuer à travers les âges. »

« Il résulte de l'examen fait par Champollion de la date du Zodiaque de Dendérah qu'il fallut de sept mille ans pour quelques-uns et de vingt-cinq mille pour d'autres se rabattre à dix-huit siècles ! »

Ces passages sont marqués d'une « corne » par l'Empereur comme n'étant point conformes à son opinion.

J'avoue bien franchement que je défendis un peu mollement la mienne. C'est que, s'il est un point qui prête aux controverses, c'est la fixation de l'âge réel du Monde, car, suivant la remarque d'un éminent prélat qui est en même temps un savant de premier ordre, Mgr Meignan, « ce n'est pas plus un article de foi qu'un article de science, l'Église n'ayant jamais enfermé l'existence de l'homme dans une durée qui ne peut dépasser six mille ans. » Arrivons donc à des objections d'une nature plus sérieuse.

J'ai dit à propos du *Premier Homme :* « En l'absence même des témoignages historiques, le bon sens seul indique qu'il n'aurait jamais pu accomplir sa mission, s'il n'eût eu son entier développement physique et n'avait été doué des plus hautes facultés de l'intelligence.

« D'où la nécessité de notions primitives venant directement de Dieu, disons le mot, d'une *Révélation.* »

L'Empereur a biffé le mot « révélation ». Il veut que l'homme ait pu se suffire à lui-même par ses seules ressources intellectuelles.

J'ai dit également en parlant de l'*Unité* de l'*Homme* :

« Cette unité est admise aujourd'hui par la très grande majorité des naturalistes. M. de Quatrefages entre autres en a fait l'objet d'une étude très complète. *Cependant la thèse opposée compte également un certain nombre de partisans.* »

L'Empereur a souligné cette dernière phrase par un point d'interrogation qui équivaut à un point de doute.

Je ferai remarquer à cette occasion que c'est surtout en Amérique que l'idée de la pluralité des races est en faveur, tant on répugne à faire entrer dans la grande famille humaine la race nègre, qu'on maintient encore en esclavage dans beaucoup d'États, y compris le Brésil. Agassiz, le celèbre naturaliste, n'avait-il pas admis, lui aussi, un Adam noir?

Mais, où la discussion prit ce que je serais tenté d'appeler des proportions épiques, c'est quand nous fûmes arrivés à l'endroit de mon livre où j'attribue la décadence et la ruine de l'empire romain à l'extinction du sentiment religieux dans l'esprit de la jeunesse: aussi l'Empereur a-t-il stigmatisé d'un double trait, à titre de double protestation, la conclusion que j'en tire, et que j'ai formulée ainsi qu'il suit :

« Nous n'en sommes pas encore là, Dieu merci! Et cependant qui pourrait affirmer qu'un long intervalle nous en sépare? Concédez l'instruction laïque obligatoire que l'on vous réclame avec tant d'instance, et bientôt, soyez-en sûr, les jeunes libres penseurs de la génération actuelle n'auront plus rien à envier aux jeunes libres penseurs de l'ancienne Rome. »

Ce passage, je le répète, provoqua de la part de l'Empereur la plus vive opposition. Évidement j'avais blessé en lui, non pas seulement une opinion, mais un système.

Là se bornera le récit de mes entretiens avec l'Empereur, mais là ne saurait se borner ce que j'ai à dire du Darwinisme, car ce système est à mes yeux la plus grande folie du siècle. Je l'ai traité de Contes de Fées; j'ai même prononcé à son adresse le mot de « Mystification ». Ai-je donc été trop loin?

Comme je tenais, pour me servir d'un terme familier, à en avoir le cœur net, j'ai fait appel à d'autres Princes qu'à ceux qui portent la couronne, mais Princes également, car les hauts dignitaires de la Science et de l'Église méritent également ce titre. Citons leur opinion en commençant par les premiers.

LE DARWINISME JUGÉ PAR LES PRINCES DE LA SCIENCE

Les savants auxquels j'ai « soumis la cause » sont surtout MM. Dumas, Pasteur et de Quatrefages. Ce sont là, ce me semble, des noms dont chacun, comme autorité, s'appelle « Légion ».

Je leur ai donc envoyé mon livre, avec prière de vouloir bien me rendre compte de leurs impressions. J'ajoutais: « J'y attache d'autant plus de prix que, si, comme c'est probable, je publie une nouvelle édition, j'utiliserai vos critiques pour modifier les passages contre lesquels elles auront été dirigées ».

Tous les trois ont bien voulu répondre à mon appel.

Et, comme ici la science seule est en jeu, je suis sûr de ne point commettre d'indiscrétion en publiant leurs Lettres. Les voici :

Lettre de M. Dumas

« Brucourt (Manche), 12 août 1877.

« Monsieur,

« Je viens vous remercier de l'envoi que vous avez bien voulu me faire par les mains de notre ami, le docteur Manec, de votre ouvrage sur le Darwinisme. L'usage que vous avez fait de quelques-unes de mes études à l'appui de vos opinions personnelles m'a été très sensible. L'observation et l'expérience suffiront sans doute pour *éloigner une fois encore les naturalistes de* CES EXCÈS D'IMAGINATION *qui interviennent périodiquement dans l'histoire de la Science, et dont les plus illustres d'entre eux ont su se garantir dans tous les temps*. Il n'en est pas moins utile qu'une parole sincère se fasse entendre, *et la vôtre,* ÉCHO DIRECT DE LA PAROLE DE CUVIER, *sera écoutée et comprise*.

« Veuillez agréer, monsieur, avec mes remerciments, l'assurance de mes sentiments de cordiale confraternité.

« J.-B. DUMAS. »

Lettre de M. Pasteur

« Paris, le 20 juillet 1877.

« Monsieur,

« Très occupé, à la veille de partir pour la campagne, je n'ai pas encore pu lire en entier l'ouvrage que vous m'avez fait l'honneur de m'adresser, mais j'en ai lu assez pour être charmé par votre style si élégant et si clair, et par le *but élevé* et les *saines doctrines* qui vous ont inspiré cet EXCELLENT livre. J'en achèverai la lecture avec empressement pendant les prochaines vacances. Je n'ai pas voulu toutefois retarder davantage le moment de vous remercier et de vous *féliciter cordialement*.

« Veuillez agréer, monsieur, l'hommage de tout mon respect.

« L. PASTEUR. »

Lettre de M. de Quatrefages

« Paris, 17 juin 1887.

« Monsieur,

« Je viens de recevoir votre livre et l'ai lu un peu à la volée, il est vrai, comme quelqu'un qui va se mettre en route. Je vous remercie vivement de cet envoi. Nous nous sommes placés sans doute, vous et moi, à un point de vue fort différent, en ce sens que vous avez mis à traiter les questions religieuses et philosophiques autant d'ardeur que je mets de soin à les éviter: mais je suis très heureux de vous avoir fourni certains arguments, et vous remercie de la part que vous me faites dans vos citations.

« Nous ne serions peut-être pas entièrement d'accord sur quelques points, *mais du moins*, DANS L'APPRÉCIATION DE LA DOCTRINE DE DARWIN AU POINT DE VUE SCIENTIFIQUE, *nous n'aurions qu'à nous donner la main, en francs alliés, ce dont je me félicite.*

« Recevez, monsieur, l'expression de ma considération la plus distinguée.

« DE QUATREFAGES. »

Il me semble que ces trois lettres équivalent à un triple visa de la partie scientifique de mon livre, et que par suite je peux regarder la cause comme entendue.

Mais devais-je en rester là ?

J'ai pour principe que, quand on publie un écrit quelconque où l'on met en scène une personne, cette personne doit en être la première informée. Je devais donc d'après cela écrire à Darwin. Fort bien. Mais c'est chose singulièrement délicate que d'aller prévenir les gens qu'on traite leurs théories de «Contes de Fées» et leurs conclusions de « Mystification ». Cependant c'est ce que j'ai fait. J'ai même fait plus encore. Non seulement j'ai écrit à Darwin pour lui annoncer l'apparition de mon livre, mais je lui en ai envoyé un exemplaire avec *dédicace*. Bien m'en a pris, car voici la lettre qu'il m'a répondue :

« Dow, Beckenham, Kent, 5 juillet 1877.

« Mon cher monsieur,

« En rentrant hier chez moi, j'ai trouvé votre livre et votre lettre si parfaitement courtoise, pour lesquels je vous offre mon double remerciement. Je suis maintenant tellement absorbé par ces questions, que je n'ai pas encore pu trouver le temps de lire votre livre avec l'attention voulue. De plus, votre lettre en est une nouvelle preuve, des écrivains dont les vues diffèrent autant que les nôtres croient généralement que l'on comprend ou interprète mal les travaux de l'autre. Aussi, ce qu'il y a de mieux à faire, selon moi, c'est de laisser le public juger la chose, sans chercher à l'influencer.

« Permettez-moi encore une fois de vous remercier cordialement de votre extrême courtoisie, et croyez-moi, cher monsieur, bien sincèrement à vous.

Charles DARWIN. »

Cette lettre de Darwin me fit d'autant plus de plaisir que je doute fort qu'à sa place je me fusse montré d'aussi bonne composition.

LE DARWINISME JUGÉ PAR LES PRINCES DE L'ÉGLISE

Voilà donc un point réglé, celui de la partie scientifique de mon livre. Mais la partie doctrinale?

Nous avons vu que c'est précisément de ce côté que l'Empereur a dirigé ses attaques. Or, comme les problèmes soulevés sont d'un ordre tout différent des précédents, les mêmes juges ne sauraient avoir la même compétence. Par conséquent, il m'a fallu chercher un autre tribunal.

Ce tribunal, je l'ai trouvé dans ces hauts dignitaires ecclésiastiques qui, nous l'avons dit, s'appellent les *Princes de l'Église*.

Parmi ceux-ci, il en est peu qui ne m'aient écrit pour

me témoigner leur haute approbation. Mais celui de tous qui me montra le plus de sympathie et m'accabla, je puis le dire, de ses bontés, ce fut l'ancien archevêque de Paris, le cardinal Guibert. On en jugera par les détails qui vont suivre.

LE CARDINAL GUIBERT

Je n'avais point l'honneur de connaître Son Éminence. Seulement, pour les motifs que je viens de dire, je crus devoir lui adresser un exemplaire de mon livre, avec une lettre dans laquelle je la priais de vouloir bien en agréer l'hommage.

Ma lettre resta près d'un mois sans réponse, puis, un jour, le cardinal me fit remettre sa carte, sur laquelle il avait écrit de sa main : *Avec toutes mes félicitations et tous mes remerciements*. Bien entendu, je profitai de cette circonstance pour me présenter à l'archevêché et aller lui faire ma visite.

Le cardinal était à son cabinet de travail. Aussitôt qu'il m'aperçut, il se leva, vint au-devant de moi, puis, me prenant par la main et me faisant asseoir à côté de lui, il me dit :

« Vous avez dû me trouver bien impoli, mon cher docteur, pour ne pas avoir répondu plus tôt à votre aimable envoi : mais voici ce qui est arrivé. Comme j'ai trop peu de temps à moi pour pouvoir lire tous les ouvrages qu'on m'adresse, je me contente de jeter un coup d'œil sur les premières pages et de parcourir rapidement le reste, de manière à en avoir une légère teinte. Je suis alors en mesure de faire mon compliment à l'auteur, à la condition toutefois de ne pas trop approfondir la matière.

« J'ai voulu procéder de la sorte à l'égard de votre volume, mais ma manœuvre n'a pas réussi. Quand j'ai eu lu la première page, j'ai voulu lire la seconde, puis la troisième, et, plus j'avançais, plus la lecture devenait entraînante. Alors qu'ai-je fait? J'ai tenu à faire bénéficier mon entourage de cette bonne fortune en en bénéficiant moi-même, et, comme nous prenons nos repas en commun, votre livre est devenu notre lecture *spirituelle* (et Son Éminence accentua ce dernier mot). C'est ainsi que nous vous savons tous par cœur. »

J'étais littéralement confondu et ne savais quoi répondre, lorsque l'arrivée de Mgr Richard vint faire diversion à mon embarras. Le cardinal, en effet, lui répéta ce qu'il venait de me dire, chose qui me valut de la part du coadjuteur de nouveaux compliments, puis, les deux archevêques s'étant mis à parler affaires, j'en profitai pour me retirer.

Je ferai remarquer en passant que, pour un livre censuré par l'Empereur, voici d'assez beaux débuts. Mais continuons.

Quelques jours après, comme je me trouvais chez le cardinal, car il avait bien voulu m'engager à venir souvent le voir, il me dit :

« Avez-vous fait hommage de votre livre à Sa Sainteté?

« — Non, Éminence.

« — Pourquoi cela ?

« — Je ne connais personne dans l'entourage du Saint-Père et, par suite, je n'aurais su comment le lui faire parvenir.

« Précisément, reprit le cardinal, mon coadjuteur part pour Rome la semaine prochaine, et, comme il vous aime et vous apprécie beaucoup, il se chargera volontiers de remettre le volume à Sa Sainteté. Faites donc relier un exemplaire avec soin, et surtout qu'il porte les armes du Pape, car, plus on dispute à Pie IX son pouvoir temporel, plus il tient à ce que ceux qui l'approchent le traitent en souverain. »

Je fis ce que m'avait dit le cardinal.

Voilà donc mon volume parti pour Rome, confié aux soins de Mgr Richard. Quel accueil lui fera Sa Sainteté, ou même daignera-t-elle l'accueillir ?...

SA SAINTETÉ PIE IX

Le 27 mai 1877, je reçus de l'archevêché un mot ainsi conçu :

« Mgr le cardinal archevêque désirerait voir M. le docteur Constantin James. M. le docteur est prié de vouloir bien venir à l'archevêché mardi prochain, 29, à 1 heure. »

D. Reulet,

Ch. s. p. de S. Em.

Je me rendis très exactement le mardi à l'archevêché à l'heure fixée par le cardinal. A peine fus-je introduit dans son cabinet, qu'il me fit asseoir auprès de lui et me dit sans autre préambule :

« Voici deux lettres que j'ai reçues de Rome à votre adresse. Toutes les deux portent le sceau de Sa Sainteté. Quant à ce qu'elles renferment, je l'ignore complètement, car voici le billet qui y est joint :

« Prière au cardinal de remettre ces deux lettres au « docteur Constantin James en personne ; c'est le doc« teur qui devra les ouvrir lui-même en présence de « Son Éminence. »

Vivement intrigué, je pris une de ces lettres et m'apprêtais à en briser le cachet, lorsque le cardinal me dit :

« Qu'allez-vous faire? Songez donc qu'un cachet de ce genre doit s'enlever avec précaution pour être conservé avec la pièce originale » ; et il le découpa lui-même avec la pointe d'un canif. La lettre ouverte, nous constatâmes que c'était un Bref. En voici les termes :

Très cher fils, salut et bénédiction apostolique.

Nous avons reçu avec plaisir, très cher fils, l'ouvrage où vous réfutez si bien les aberrations du Darwinisme. Un système que repoussent à la fois l'histoire, la tradition de tous les peuples, la science exacte, l'observation des faits et jusqu'à la raison elle-même, semblerait n'avoir besoin d'aucune réfutation, si l'éloignement de Dieu et le penchant au matérialisme, provenant de la corruption, ne cherchaient avidement un appui dans tout ce tissu de fables. Celles-ci, du reste, démenties de tous côtés par les arguments les plus simples, portent, de plus, en elles la marque évidente de leur propre insanité. Et, en effet, l'orgueil, après avoir rejeté le Créateur de toutes choses et proclamé l'homme indépendant, voulant qu'il soit son roi, son prêtre et son Dieu, l'orgueil en arrive, par toutes ces folies de son invention, à ravaler ce même homme au niveau des animaux sans raison, peut-être même de la matière brute, confirmant ainsi, à son insu, la parole divine : *Où l'orgueil a été, là aussi sera la honte!*

Mais la corruption de ce siècle, les artifices des pervers, le danger des simples, exigent que de semblables rêveries, tout absurdes qu'elles sont, comme elles se servent du masque de la science, soient réfutées par la science vraie. Aussi, de l'aveu de tous, par votre livre si opportun et si parfaitement approprié aux exigences de notre époque, avez-vous très bien mérité tout à la fois et de la religion et de vos frères.

Nous vous félicitons donc et vous présageons un succès répondant pleinement au but que vous vous êtes proposé et à votre persistant labeur. En attendant, comme gage de la faveur suprême et en témoignage de Notre paternelle bienveillance et de Notre gratitude, Nous vous accordons bien affectueusement, très cher fils, Notre bénédiction apostolique.

Donné à Rome, près Saint-Pierre, le 17 mai 1877, la trente et unième année de Notre pontificat.

PIE IX, PAPE.

J'étais ravi.

Prenant alors la seconde lettre, je l'ouvris avec les précautions voulues et reconnus que c'était un *Brevet.*

« Un brevet! s'écria le cardinal, un brevet en plus d'un bref! c'est à n'y pas croire. » Et nous lûmes ce qui suit :

Très cher fils, salut et bénédiction apostolique,

Belle et féconde en fruits de tous genres est la mission que vous vous êtes donnée, en faisant consister l'honneur de la science, acquise par votre intelligence et vos travaux, à imprimer un nouvel essor à la religion et aux nobles études. Aussi, très cher fils, voulant vous récompenser des services rendus et vous encourager à marcher toujours dans cette glorieuse carrière, Nous vous absolvons, pour ces motifs, et voulons que vous vous regardiez comme absous des excommunications et interdits, ainsi que de toutes autres sentences, censures et peines ecclésiastiques que vous auriez pu encourir, de quelque manière et pour quelque cause que ce soit.

Nous vous choisissons de plus, par ces présentes, et créons Chevalier-Commandeur de l'ordre de Saint-Sylvestre, Pape, appelé la « Milice Dorée ». Vous prendrez rang dans cet ordre le plus ancien de tous Nos ordres de Chevalerie, que Grégoire XVI, Notre prédécesseur, de vénérable mémoire, a renouvelé et honoré encore de plus grandes distinctions[1].

En conséquence, Nous vous autorisons à porter, en outre du costume de l'ordre et des particularités du grade, les insignes propres à ce même ordre, savoir : le collier d'or, l'épée d'or et les éperons d'or; Nous vous accordons l'usage et la jouissance des privilèges et facultés dont usent et jouissent ou peuvent et pourront user et jouir les chevaliers de cette milice, à la réserve pourtant des privilèges et facultés abolis par le concile de Trente, qu'a confirmé l'autorité de ce Saint-Siège.

Nous voulons que vous portiez la croix d'or, de grand module, octogone, blanche à sa surface, avec l'effigie de saint Sylvestre, Pape, au milieu, attachée par un ruban de soie, alternativement rouge et noir, et à bords rouges; vous la porterez en sautoir. Et, pour éviter toute dissemblance avec les autres chevaliers de cette milice, Nous avons ordonné de vous en envoyer le modèle ci-contre.

Donné à Rome, près Saint-Pierre, sous l'Anneau du Pêcheur, le 15 mai 1877, la trente et unième année de Notre Pontificat.

PIE IX, PAPE.

Pour le coup, j'étais stupéfait. J'en fis la remarque au cardinal, qui me répondit :

« Je le suis bien davantage encore, mon cher docteur, car je suis plus en mesure que vous de comprendre tout ce qu'il y a de flatteur et d'insolite dans ce double témoignage de la bienveillance de Sa Sainteté. Sans doute on voit de simples particuliers recevoir du Pape un bref pour quelque publication hors ligne, et encore est-ce chose assez rare. Mais que, pour un même livre, le Saint-Père accorde à une même personne un Bref et un Brevet, et cela à deux jours d'intervalle chaque, puisque le brevet porte la date du 15 mai et le

1. Parmi ces distinctions est le titre de *Comte romain* attaché au grade de Commandeur.

bref la date du 17, *c'est ce qui ne s'est peut-être jamais vu*. Pour moi, je n'en connais pas d'exemple.

« Mais ce n'est pas tout. Comment! vous n'étiez même pas chevalier et vous voilà COMMANDEUR d'emblée? Et de quel ordre? De la Milice Dorée, c'est-à-dire, comme le dit le décret, du plus ancien et du plus noble de tous les ordres pontificaux.

« Il semblerait presque que le Saint-Père a voulu vous armer lui-même chevalier, tant il énumère avec complaisance tout ce qui constitue les insignes de votre grade. »

Je priai alors le cardinal de vouloir bien me dire quels étaient les privilèges abolis par le concile de Trente.

« Le principal, me répondit-il, le seul même important, était le droit qu'avaient les Commandeurs d'assister et de prendre part aux délibérations des conclaves pour l'élection des Papes.

« — Quel malheur, m'écriai-je, que ce privilège n'ait pas été maintenu! Il me semble que le Concile aurait bien dû se dispenser.....

« —Bon! reprit en riant le cardinal, voilà maintenant que vous allez vous poser en victime. Vous feriez bien mieux d'aller trouver mon coadjuteur pour lui annoncer la double bonne fortune qui vous arrive, d'autant plus que, dans toute cette affaire-là, je crois que vous lui devez un beau cierge. »

Je me rendis donc chez Mgr Richard, l'archevêque actuel, qui me fit le plus chaleureux accueil, m'accablant de ses félicitations. Seulement il se défendit d'avoir contribué en rien à l'obtention de mon Bref et de mon Brevet. Tout ce que je pus obtenir, c'est qu'il finît par avouer *qu'il ne m'avait pas nui.*

CONSEILS DU CARDINAL SUR MON LIVRE

Lorsque, peu de jours après, j'allai voir le cardinal, Son Éminence me dit :

« Que comptez-vous faire avec votre volume, mon cher docteur, maintenant qu'il a reçu la double sanction du Saint-Père?

« — Je n'ai pas à cet égard d'idée bien arrêtée. Je me propose, toutefois, de le compléter par de nouveaux travaux, afin de justifier dans la mesure de mes moyens et de mes efforts l'insigne faveur dont Sa Sainteté a daigné m'honorer.

« — Fort bien. Permettez-moi alors de vous donner un conseil.

« J'insisterais un peu plus encore que vous ne l'avez fait sur la relation qui existe entre les récits de la Genèse et les découvertes de la science moderne, de manière à convaincre les plus incrédules de leur parfaite concordance.

« Surtout ne touchez ni à l'ordonnance du livre, ni à son style: tous les deux sont parfaitement à la portée des gens du monde et même des jeunes intelligences, car votre grand mérite est la clarté.

« Enfin vous feriez peut-être bien d'en modifier un peu le titre, celui de *L'Homme-Singe* n'ayant plus toute la gravité que comporte l'importance des matières traitées et surtout n'indiquant pas assez que votre volume devra prendre place parmi les ouvrages classiques.»

Je promis au cardinal de faire ce qu'il me recommandait et je tins parole. Ainsi j'ai refondu complètement l'ancienne édition, y ajoutant des chapitres entièrement inédits, *dont j'avais communiqué les épreuves à Son Éminence*. J'en ai, de plus, modifié le titre de la manière que voici :

Moïse et Darwin. — *L'Homme de la Genèse comparé à l'Homme-Singe* ou l'*Enseignement religieux opposé à l'Enseignement athée*[1].

Moi-même j'allai porter au cardinal le premier exemplaire de ma nouvelle édition. Quand il l'eut entre les mains, le cardinal m'embrassa tendrement et me dit :

« Merci, mon bon ami, au nom de la science et de la religion. Nous avons enfin un *Manuel* que nous pouvons mettre avec sécurité entre les mains de la jeunesse. »

1. 1 vol. in-18 de 460 pages, Prix : 3 fr. 50. Bloud et Barral, rue de Madame, 4, éditeurs.

TABLE DES MATIÈRES

MES ENTRETIENS AVEC L'EMPEREUR DON PEDRO

FIN DE LA TABLE DES MATIÈRES

16473. — Typ. A. Lahure, 9, rue de Fleurus, à Paris

OUVRAGES DU MÊME AUTEUR

Leçons sur les Phénomènes physiques de la vie et sur les Fonctions et les Maladies du Système nerveux, professées par Magendie au Collège de France, rédigées et publiées par Constantin James, son élève. 5 volumes.

Observation de guérison d'une Paralysie de la sensibilité d'un côté de la face, avec perte de la vue, du goût, de l'ouïe et de l'odorat, présentée à l'Académie de Médecine.

Mémoire sur les Névralgies et leur traitement par l'électricité galvanique, d'après la méthode de Magendie.

Observation de guérison d'une Paralysie de la totalité du mouvement de la face (en collaboration avec Magendie).

Mémoire sur l'emploi de l'Électricité galvanique dans le traitement de la Paralysie des membres inférieurs (en collaboration avec Magendie).

Guide pratique aux Eaux minérales, aux Bains de mer et aux Stations hivernales, contenant : La description détaillée des Établissements thermaux, des Plages balnéaires et des Stations hivernales, tant de la France que de l'Étranger, — Des Études sur l'Hydrothérapie ancienne et moderne, — et un Traité thérapeutique.
1 vol. cartonné. 12e édition. Bloud et Barral, éditeurs.

Toilette d'une Romaine au temps d'Auguste et Conseils à une Parisienne sur les Cosmétiques. — Ce livre, dont la lecture a l'attrait d'un roman, comprend la description très exacte de tout ce que faisait une élégante de Rome dans un but de coquetterie, et de tout ce que doit faire une Parisienne dans un but d'hygiène. C'est le vrai *Guide de la toilette d'une femme.*
1 volume broché. 3e édition. Garnier frères, éditeurs.

Médecine pratique des familles, comprenant : Premiers soins à donner avant l'arrivée du Médecin, — Conseils à une jeune Mère, — Un nouveau traitement de l'Acné, de la Couperose et du Pityriasis, — Cure radicale du Cancer, d'après la méthode du Dr Manec, — Guide pharmaceutique et Manuel de la Garde-malade.
1 volume broché. 3e édition. Bloud et Barral, éditeurs.

Moïse et Darwin, ou l'Homme de la Genèse comparé à l'Homme-Singe. — C'est une justification complète des récits de la Genèse. C'est de plus une réfutation scientifique et humoristique des théories de Darwin sur les prétendues Transformations de l'Homme en Singe. C'est enfin le meilleur Manuel d'enseignement spiritualiste.
1 volume broché. Bloud et Barral, éditeurs.

La Rage. Avantages de son traitement par la méthode Pasteur. — C'est l'exposé complet, sur documents officiels, de la Méthode antirabique de M. Pasteur.
1 volume broché. 2e édition. A. Lahure, éditeur.

M. Pasteur. Sa nouvelle Méthode dite Méthode intensive peut-elle communiquer la Rage ? Réponse à cette question.
1 vol. broché. A. Lahure, éditeur.

16175. — Imprimerie A. Lahure, 9, rue de Fleurus, Paris.

www.ingramcontent.com/pod-product-compliance
Ingram Content Group UK Ltd.
Pitfield, Milton Keynes, MK11 3LW, UK
UKHW020201200726
13856UKWH00003B/1128

9 782011 782915